> 人間関係が楽になる

医療・福祉現場のコミュニケーション

コーチング思考で"人"を理解するための
25の事例

小薗真知子　井原くみ子　櫻田 毅

三輪書店

ご注意

本書で使用している「コーチング思考」とは，コーチング経験に基づく著者の解釈であり，必ずしもコーチングにおける普遍的な思想を表しているわけではありません。

この本を手にしたあなたへ

　この本を手に取ってくださったあなたは，コミュニケーションあるいは人間関係にどのような関心や問題意識をもっていらっしゃるのでしょうか。

　私は，言語聴覚士として長年言葉に障害をもつ方々にかかわってきましたが，患者さんとのセラピー以上に，日常や職場のコミュニケーションは難しいと感じることが多々ありました。言語の専門知識や従来の心理学を学んでも，なかなか解決できなかったコミュニケーションの問題に，新しい視点を与えてくれたのが「コーチング」でした。

　「コーチング」は，自己理解からはじめて，他者理解，そして相互理解へと深めていくためのコミュニケーションの実践理論です。コミュニケーションの問題を自己の視点だけでなく，相手の思考プロセスを想定して捉えなおす「コーチング思考」は，患者さんの指導はもちろんのこと，職種間の連携，職場の人間関係にも有効な解決のヒントを与えてくれます。

　もともとはアメリカのビジネス界ではじまった「コーチング」ですが，人と密接にかかわる医療・福祉の領域で働く人にこそ，これを学び，コミュニケーションに活かしてほしいと長年思い続けてきました。

　この思いが実現した原点には，社会福祉学の素養があり国際コーチ連盟プロフェッショナル認定コーチとして活躍中の，井原くみ子氏とのコーチングを通した出会いがありました。『コーチの口から語られるコミュニケーションの真髄をどうしたら医療・福祉の現場に伝えられるのか』，この悩みに強力な助っ人として現れたのがマネジメントのプロでありビジネスコーチとして活躍する櫻田毅氏でした。この本を作り上げていく過程で，3人で数えきれないほどのディスカッションを行い，そのたびに私たち自身のコーチングへの思いも深まっていくのを感じました。

　この本ではできるだけ読者に臨場感を味わっていただくために，現場でありがちなケースを想定してそれにコーチが回答するというQ&A形式をとりました。

　毎日頑張っているのに人間関係に疲れている，仕事に行き詰っている，ゴールが見えないなど，色々なことで心がもやもやしている方に，ぜひ，「コーチング思考」をお伝えしたいと思います。

　思考の方法や視点が変わることで，あなたの笑顔が増え，あなたと出会う方々の笑顔につながることを願っています。

小薗真知子

Contents

この本を手にしたあなたへ …………………………………………………… iii

序章　誰も教えてくれなかった職場の人間関係の築き方 …… 1

第1章　視点を変えれば人間関係が変わる

1　上司とぎくしゃくしているとき ………………………………………… 6
　〔対応策〕「ゆるめ言葉」で思い込みを変える

2　一貫性のない上司に振り回されているとき …………………………… 10
　〔対応策〕学習のために上司の意図に目を向ける

3　人の悪口ばかり言う上司につきあわされてまいっているとき ……… 14
　〔対応策〕相手との間に「境界線」を引いて身を守る

4　決めてくれない上司にイライラするとき ……………………………… 18
　〔対応策〕上司の判断をサポートして信頼を得る

5　遅くまで職場にいなければ，という雰囲気になじめないとき ……… 22
　〔対応策〕時間を殺さずに生かす選択をする

6　威圧的な上司に耐えられずに転職を考えているとき ………………… 26
　〔対応策〕転職してもしなくても判断に責任をもつ覚悟をする

7　自分に自信がない後輩を，どのように励ませばよいかわからないとき … 30
　〔対応策〕リフレーミングでポジティブ視点に変える

第2章　過度な期待がいらだちを生む

8　注意するとすぐにすねてしまう後輩にいらだってしまうとき ……… 36
　〔対応策〕話を聞いてもらいたければ，まず相手の話を傾聴する

9　何度教えても覚えてくれない実習生に失望してしまうとき ………… 40
　〔対応策〕自分の言葉で説明してもらい学習を深める

10　熱心に仕事をしなくなった新人に自覚を促したいとき ……………… 45
　〔対応策〕仕事の喜びを示して「リアリティ・ショック」を和らげる

11　熱心にリハビリに取り組まない患者さんについ感情的になってしまうとき …… 50
　　〔対応策〕「相手が期待に応える」というシナリオを捨てる
12　他職種の人が非協力的でうまくいかないとき ………………………………… 54
　　〔対応策〕名前を呼ぶことで「承認」の意思を伝える

第3章　相手を知ればストレスが減る

13　臨床実習の学生が何も質問をしてくれないとき（1） …………………………… 60
　　〔対応策〕「わからなくても大丈夫」で恐れを取り除く
14　臨床実習の学生が何も質問をしてくれないとき（2） …………………………… 65
　　〔対応策〕学習を促進するために，こちらから質問をする
15　勉強会を提案してもメンバーの賛同が得られないとき ………………………… 69
　　〔対応策〕自分本位ではなくメンバー本位の勉強会にする
16　会議に遅れる部下を叱ったら落ち込んでしまったとき ………………………… 74
　　〔対応策〕行動変容のために「フィードバック」を行う
17　仕事が遅い部下にストレスを感じているとき …………………………………… 80
　　〔対応策〕自分の得意なことで貢献してもらう

第4章　自分の中の勇気を呼び覚ます

18　自分のミスで皆に迷惑をかけてしまったとき …………………………………… 86
　　〔対応策〕落ち込んでいる自分にOKを出す
19　院内業務改善のリーダーに指名されたが，できるか不安なとき ……………… 91
　　〔対応策〕ストレスについて理解して不安を味方につける
20　「ノー」と言えずに過剰に仕事を抱え込んでしまうとき ……………………… 95
　　〔対応策〕自分の人生を生きるための判断をする
21　いざ仕事をはじめたが，うまくいかずに自信がなくなったとき ……………… 100
　　〔対応策〕信頼できる人を心のセーフティネットにする

22 研究会の発表がまわってくるのが怖いとき ……………………… 103
　〔対応策〕自信がない箇所を先に言ってしまう
23 いつも締め切り間際にならないと手をつけられないとき ……… 106
　〔対応策〕前もってスケジュールに入れてしまう
24 面接で部下の本音を引き出せるか不安なとき ………………… 110
　〔対応策〕まず，心の架け橋（ラポール）を築く
25 部下の成長を促す効果的な面接のしかたがわからないとき …… 114
　〔対応策〕現状とゴールを明確にする

ここまで読んでくださったあなたへ ……………………………………… 119
あとがき ……………………………………………………………………… 120

序章 誰も教えてくれなかった職場の人間関係の築き方

　あなたは職場でこのような経験がありませんか？

・いつも仕事をせかす上司にプレッシャーを感じている
・後輩に仕事の態度を注意したら，ふてくされてしまった
・なかなか「ノー」と言えずに過剰に仕事を抱え込んでしまう
・威圧的な上司に耐えられずに転職を考えている
・他職種の人が非協力的なため，プロジェクトがうまくいかない

　医療・福祉に限らず職場で働く多くの人は，チームで力をあわせてよい仕事をしたいと願っています。しかし，そこにともに働く上司や同僚との人間関係がある限り，内容や程度の差はあっても，同じような悩みをもっている人は多いのではないでしょうか。
　それらは，職場で楽しく仕事ができるかどうかだけでなく，仕事の成果そのものにも大きな影響を与えることがあります。

　私たちは，これまで幾度となくこのような悩みに接してきました。そのたびに，できる限り力になりたいという思いでいっぱいになります。
　というのは，良好な人間関係を築くにあたって，実はそれにふさわしい考え方と効果的なかかわり方があるからなのです。
　にもかかわらず，多くの悩みが解決されないままになっているのは，単にこれまでそのことを学ぶ機会がなかったからなのです。言い換えれば，それを学ぶ機会さえあれば，悩みを和らげて，良好な人間関係を築いていくための大きなヒントを手に入れることができるのです。

コーチング思考で「人を理解して一歩踏み出す」

　あなたは，「コーチング」という言葉を聞いたことがあるでしょうか？
　スポーツ競技などで使われる「コーチ」は，選手に技術的なアドバイスや試合の戦略を与える，どちらかといえば「ティーチング」，つまり教える人たちのこと

を指します。

　これに対して，仕事や日常の生活における「コーチング」とは，相手の個性や能力，価値観や性格など，すでにもっているものをうまく生かしながら，最適な答えを自分自身で気づくためにサポートをすることです。

　　なぜ，上司はいつも仕事をせかすのか？
　　なぜ，後輩はふてくされてしまったのか？
　　なぜ，自分は「ノー」と言えないのか？
　　なぜ，上司は威圧的なのか？
　　なぜ，他職種の人は非協力的なのか？

　実はそのすべてに，ちゃんとした理由があるのです。
　「人がなぜそのような行動をするのか？」ということを正しく理解して，そのうえで適切な一歩を踏み出す。この基本となる考え方が**「コーチング思考」**です。コーチング思考の理解が深まり，それに応じた行動を取ることによって，人間関係の改善に役立ちます。
　本書では，実際の職場で起きている悩みを具体的な事例として取り上げ，その解決に向けての「コーチング思考」と「行動のヒント」をお伝えします。

実践を通じて人間関係力を高める

　大切なことは，学んだことを実践してみるということです。もちろん，人は1人1人違う複雑な生きものであるため，うまくいくこともあれば，いかないこともあるでしょう。
　しかし，コーチング思考の学習と，職場での実践を繰り返していくことにより，徐々に人への理解を深めることができ，適切な対応をする力がついてきます。それはとりもなおさず，あなたの人間関係力が成長しているということです。やがて事例とは違う局面でも，あなたらしい的確な対応ができるようになるでしょう。
　人生の中で大半の時間を過ごす職場での人間関係を豊かなものとすることができれば，それは，あなたの人生を豊かにすることでもあります。

　このように言う私たちも，それぞれの職場での人間関係に悩んできた経験があります。しかし，コーチングを通じて「人の理解」を深め，失敗を繰り返しなが

らも実務経験を積んできたことによって，いまでは仕事や人間関係を，そして1度の人生を十分に楽しんでいます。
　ご縁があって手にしていただいたこの本を，人間関係についての学習の機会としていただき，あなたの成長とよりよい仕事のために手元に携えていただければ幸いです。

第 1 章

視点を変えれば
人間関係が変わる

悩み1 上司とぎくしゃくしているとき

対応策 「ゆるめ言葉」で思い込みを変える

事例 福祉施設に勤務していますが，本来の業務よりも，職場の人間関係にとても神経を使わなくてはなりません。

最近の異動で新しく上司になったAさんとうまくいっていないのです。必要最低限の事務的なやりとりはするのですが，それ以外の会話が少なく冗談を言いあうこともありません。話し方もつっけんどんで，先日のカンファレンス（職種を横断したミーティング）でも，私の意見に対して小さな欠点をあげつらうような個人攻撃をされました。

少し前に，Aさんの指示に対して違う考えを主張したのが悪かったのかなどと考えてしまいます。Aさんに嫌われているような気がして，暗い気持ちになってしまいます。

コーチング思考

相手の感情をコントロールすることはできない

コーチングの場では，あなたのような悩みを本当にたくさん聞きます。

「上司・同僚・部下に嫌われているような気がする」，嫌いというほどではなくても，「うまくいっていない」「関係がよくない」「ぎくしゃくしている」このような表現まで含めると，日本中のどこの職場にも同じような悩みはあります。

「自分の周りに人が10人いたら，そのうち1人は自分を嫌っている」と言われるぐらいですから別に不思議なことではありませんが，なぜ嫌われているのかを考えると，ますます暗い気持ちになってしまいま

すよね。

 しかし，相手が本当にあなたのことを嫌っているのかどうかは，実はわかりません。まず，上司のAさんは，あなたに対してだけそうなのかをよく考えてみましょう。意外と誰に対しても同じように接しているかもしれません。そうであれば，「あなたが嫌い」なのではなく，「単に無愛想な人」なのかもしれません。
 それでも，「いや，私だけに」と感じた場合はどうしたらよいでしょうか。あまり神経質にならずに，やるべきことを一生懸命やって結果を出していくことが一番です。でも，嫌われているよりは好かれているほうが，悪くても好きでも嫌いでもないぐらいの関係のほうが，ストレスも少なく仕事もうまくいきますよね。

 もし相手が本当にあなたのことを嫌っていたとしても，あなたが相手の「嫌い」という感情を自由にコントロールして，好きに変えることはできません。問題解決に向けての第一歩は，あなたの「考え方」を少しだけ変えてみることです。

「ゆるめ言葉」で思い込みを変える

行動のヒント

 人が人間関係に悩むとき，何らかの「強い思い込み」がそうさせていることがあります。この場合は，「私は相手と良好な関係を築かなければならない」という思い込みです。
 「えっ，そう思ってはいけないの？」と驚かれるかもしれませんが，「しなければならない」というのは，それを義務として自分自身を拘束する「縛り言葉」なのです。
 コーチング思考で説明したように，相手の気持ちは相手次第ですから，自分が思うようにはなりません。にもかかわらず，「良好な関係を築かなければならない」という思い込みがあったとすると，思いが叶わなかったときには，義務を果たせていないことで不安感や罪悪感をもってしまうのです。
 このようなときには，「しなければならない」という「縛り言葉」のかわりに，「してもいい」という「ゆるめ言葉」を使うことで，楽にな

第1章 視点を変えれば人間関係が変わる

ることができます。

×「私はＡさんと仲よくしなければいけない」
○「私はＡさんと仲よくしてもいいし，しなくてもいい」

×「私はＡさんから好かれなければいけない」
○「私はＡさんから好かれてもいいし，好かれなくてもいい」

×「私はＡさんから気に入られなければいけない」
○「私はＡさんから気に入られてもいいし，気に入られなくてもいい」

　「してもいい」は，もし結果がそうならなかったとしても，「まあしかたがないな」という余裕を心の中に作りだします。自分の思い通りにコントロールできるはずもない相手の気持ちに対して，「してもいい」で気を楽にすることができます。
　いまのあなたは，あなた自身の暗い気持ちを少しでも緩和して，仕事に集中することが何より大切です。「ゆるめ言葉」で考え方を変えてみて，もし１ミリでも気持ちが楽になったのであれば，まずはそれでよしとしましょう。
　そして，このようにして心が落ち着いてきたら，その後でこちらから声をかけてみたり，明るく挨拶をしてみたりするなどの働きかけをするとよいでしょう。

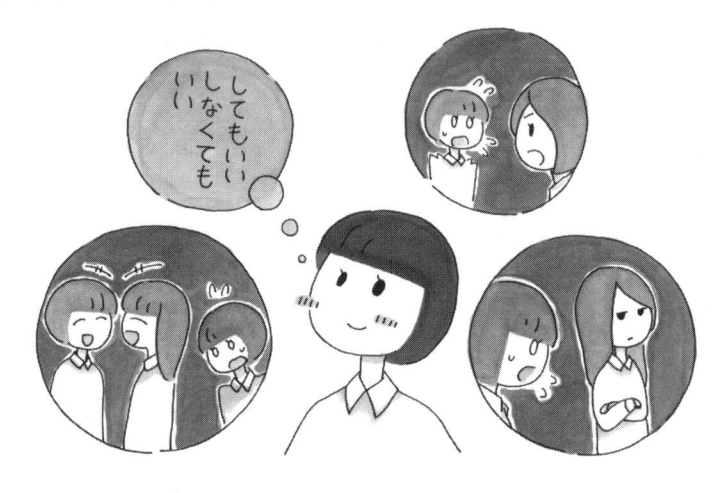

さらにもう一歩

自分の感情も直接コントロールできない？

　相手の感情をコントロールすることはできない，ということは，多くの方が納得されると思います。では，自分の感情はどうでしょうか？
　「関係を改善するためには，まず自分から相手を好きになることだよ」，こういうアドバイスをする人がいるかもしれませんが，本当にそんなことができるのでしょうか？
　たとえば，大嫌いな人がいたとします。そのままでは何となく自分も居心地が悪いので，「よし，3つ数えてその人を好きになろう，ワン，ツー，スリー！」
　これで好きになれますか？　どう考えても無理ですよね。

　ということは，人の心の仕組み上，人は自分の感情を直接コントロールすることはできないのです。
　でも，実際に感情のコントロールが上手な人もいます。彼らがどうしているかというと，感情を直接コントロールするのではなく，「考え方」をコントロールしているのです。
　大嫌いな人でも，「あの人なりの理由があるのだろう」と考えたり，「いいところもあるし」と考えたり，「学べるところもあるから」と考えたり。このように考え方を変えることで，「大嫌い」という感情が「少し嫌い」ぐらいまでには変化していく，つまり，間接的に感情が変わっていくのです。
　感情のコントロールが上手な人というのは，考え方のコントロールが上手な人なのです。

悩み2 一貫性のない上司に振り回されているとき

対応策 学習のために上司の意図に目を向ける

事例

訪問リハビリステーションで働いています。上司のMさんはアイディアマンで仕事もでき，よく冗談を言って私たちを和ませてくれます。ただ，言うことに一貫性がなく，たびたび振り回されてしまうのです。

この前など，「患者さんの生活評価は簡易形式でいいよ」と言っていたものを，急に「詳細な評価をお願いしたい」と変更され，緊急スタッフ勉強会を開いて，バタバタと対応せざるを得ませんでした。Mさんは，あまりにも当然といった顔で変更を伝えてくるので，反論もできません。

何度もこのようなことがあり，もう少し何とかならないものかと思ってしまいます。

コーチング思考

人の行動には理由がある

上司の一貫性のなさは，ときとしてチームに混乱を招き，仕事の効率性を損ねることがあります。そのたびに振り回される部下が「どうにかしてよ」と言いたくなる気持ちはわかります。

「仕事自体はやりがいがあって楽しいのだが，上司がね……」といった部下の「ここだけの話」も，時々私たちの耳に入ってきます。

しかし，刻々と状況が変化する仕事の世界では，「一貫性をもつべきか」，それとも「臨機応変に対応すべきか」という，2つの視点があることには注意が必要です。

仕事には，最終的に手に入れたい「目的」と，それを達成するための「手

段」があります。目的を手に入れるために，その時点で最適だと思うやり方（手段）で仕事を進めることになりますが，次の場合には手段であるやり方を変更することに合理性があります。

① 目的が変わったとき
② 目的は変わらないが環境が変わったとき
③ いまの手段ではうまくいかないとき
④ さらによい手段が見つかったとき

　手段の変更に関しては，リーダーによって判断が分かれます。
　「ここまでやってきたのだから，このままいこう」という一貫性を重視する，言い換えれば変化を避けるリーダーと，「状況が変わったのだから，それに対応できる方針に変更しよう」という柔軟で変化を起こすリーダーです。
　一般的には，優れたリーダーは変化を恐れません。自信たっぷりに方針変更を告げるあなたの上司は，彼なりの合理性に基づき変化を起こしているように見受けられます。
　人が何かをするときには，必ずその人なりの理由があります。言うことに一貫性がないという現象だけに目を向けるのではなく，その奥にある変更の意図に目を向けるとよいでしょう。

上司の意図に目を向ける

　言われた変更への対応が一段落ついたところで，上司のMさんに方針変更の理由を尋ねてみましょう。それなりの理由があっても，そのことをちゃんと伝えようという配慮に欠けたり，メンバーも当然わかっていると思い込んでいる上司も結構います。
　あなたは，すでに上司の変更指示に迅速に対応しているので，聞き方としては「言っていることがコロコロ変わる」という非難めいた表現は使わずに，「今回の変更の理由は何だったのでしょうか？」といった直球勝負がよいと思います。
　理由がわからないまま不満を抱えていると，被害者意識が頭をもたげてきて，上司のあらゆる言動が心情的に受け入れられなくなってき

ます。
　Mさんを，冗談を言って和ませてくれる優秀な上司と思えている今のうちに，こちらからコミュニケーションをとります。それによって，Mさんの考えも理解することができ，同時に「こちらも大変だったんですから」ということも伝えるよい機会です。

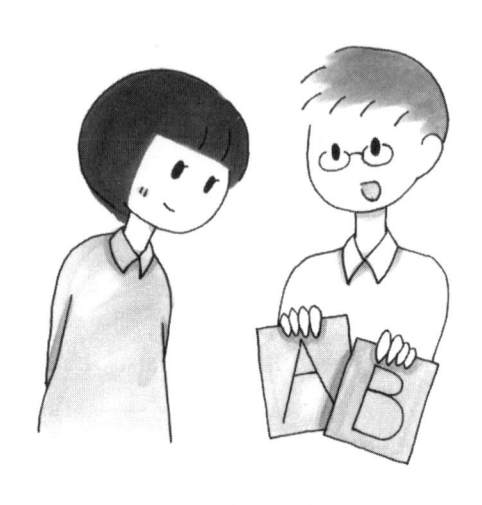

さらにもう一歩

上司の指示を学習の機会とする

　上司や先輩から，「それぐらい自分で考えてやってね」とか「あなた自身はどう思うの？」など，主体的な言動を求められたとき，「言っていることはわかるんですけど，どうしていいかわからないから聞いているんですよ」こう思うこともあるのではないでしょうか。

　確かに，自分で判断して行動ができるようになると，仕事もスムーズに進みますし，自信がついてくることは間違いありません。とはいえ，業務経験がまだ十分ではなかったり，判断に必要な情報が不十分だったりした場合には，ついつい「どうしたらいいでしょうか？」と指示を仰ぎたくなりますよね。判断基準が身についていないため，間違った判断をして問題になるのが怖いからです。
　しかし残念ながら，これに対する特効薬はなく，業務経験を積みながら1つ1つ学習していくしかありません。

ただし，効果的な学習の方法はあります。上司や先輩が行った判断を「トレースする（跡を追う）」のです。

　たとえば，難しい案件に対して先輩が，「さすが！」というような判断をくだしたとします。そのときがチャンスです。
　「先輩はどのような基準で判断をしたのだろうか？」「先輩は何を優先して判断をしたのだろうか？」と自分なりに考えてみるのです。そして，時間を見つけて，正解を先輩に聞いてみるとよいでしょう。先輩の答えと自分の考えが同じであれば，「正解！これでいいんだ」と自信がつくでしょうし，もし違っていたとしても，その場で先輩の判断基準を学習することができます。

　これは，「判断の疑似体験」です。実際に目の前で起きたことを教材として，臨場感をもちながらも，実務に害が及ばない状態で安心して考えることができる効果的な学習方法です。
　実体験による学習は当然として，上司や先輩の判断をトレースすることによって自分の学習とする，この方法を覚えると学習スピードはぐんと加速します。
　そのうち「正解！これでいいんだ」も増えてくるでしょう。そのときには，あなたはもう「自分で考えてやってみる」ことができるようになっているはずです。
　上司のMさんの判断は，実は「判断のトレース」で学習をする絶好の機会になっているのです。

悩み3 人の悪口ばかり言う上司につきあわされてまいっているとき

対応策 相手との間に「境界線」を引いて身を守る

事例

いつも上司Kさんの人の悪口につきあわされてまいっています。

自分より上の人には表面上へつらっているくせに、陰ではほかの職種の人などへの悪口が絶えません。

チームのメンバーは皆被害者で、「勘弁してほしいよね」とは言いながらも、我慢して調子をあわせてやり過ごしています。

私もそれができればいいのですが、つい感情が顔に出てしまい、「なんか言いたいことでもあるの?」とKさんを不機嫌にさせてしまいます。

反面教師にすればいいのでしょうが、人の二面性を見ること自体がつらくてKさんの顔も見たくありません。

コーチング思考

気持ちの環境汚染からは自分で身を守る

上司の言動に違和感を感じたり賛同できなかったりしても、力関係からなかなか言い出せないものですよね。ましてや、仕事上の意見の相違ではなく、「人の悪口を言う」など、その人の人格のようなものに対しては、その対処に苦慮します。

Kさんのような上司には、言動をあらためてもらいたいものですが、そう簡単ではありません。

陰で悪口を言うKさん、上の人にはへつらうKさん、我慢して調子を合わせることができない自分、つい感情が顔に出る自分、人の二面性を見るのがつらい自分……自分に正直なあなたは、Kさんと一緒に

いる職場の居心地が悪く，たとえて言えば，有害物質で汚染された空気の中にいると感じているかもしれません。気持ちの環境汚染ですね。

でも，安心してください。気持ちの環境汚染から身を守る方法がいくつかあります。

行動のヒント

相手との間に「境界線を引く」

コーチング・セッションの中で，あなたと同じような悩みをもったクライアントと出会うことがあります。そのような場合，私たちがクライアントに提案する1つの方法が「境界線を引く」という方法です。

つまり，相手とあなたとの間に「心の境界線」を引いて，相手が発する汚染物質が自分の方へ入ってくるのを防ぐ方法です。

境界線を引くための具体的な方法を3つ紹介します。

① その場から遠ざかる

嫌な上司とうまくつきあっているある会社員の方が，かつて笑いながらこのようなことを言っていました。
「上司が，聞きたくもない嫌なことを言いはじめたら，僕はなぜか急に用事を思い出すんですよね」

もちろん，本当に用事を思い出すわけではなく，用事を思い出したふりをして，さりげなくその場から立ち去るのです。相手の話をそれ以上聞くことがなければ，汚染物質に触れることもありません。

中には「どんな嫌なことでも，上司の話は聞くべきだ」という真面目で責任感の強い方もいますが，もし実生活で本当に汚染された空気が迫ってきたとしたらどうします？　迷わずに遠くへ行きますよね。

心を汚染から守るためなら，「用事を思い出す」ぐらい十分許されることです。

② 防護服を身にまとう

これは，頭の中のイメージで心の汚染を防ぐ方法です。次のようなことを想像してみてください。

あなたは，一瞬で身にまとうことができる防護服をもっています。

第1章　視点を変えれば人間関係が変わる

15

それは透明で、自分にも相手にも見えません。これを、しばらくしっかりと、頭の中でイメージしてみます。

　相手が嫌なことを話しはじめました。スイッチを入れて、一瞬のうちに防護服で自分の身体を包み込みます。防護服には、はっ水加工がされていて、相手が自分めがけて浴びせてくる黒く濁った水が当たっても、表面でさらさらと下へと流します。あなたの防護服は、いつもツヤツヤと輝いていて、黒い水の跡などまったく残っていません。何が飛んできても平気です。
　相手の話が終わったら、何事もなかったかのように防護服を脱ぎます。
　これも想像でよいので、しばらくしっかりと頭の中でイメージしてみます。

　これを、何度かイメージして感覚をつかんでいきます。
　そして、実際にそのような場面になったときに、このイメージを思い出します。その場から物理的に立ち去ることができないときに「うまくやり過ごす」ための心理的な方法です。

③「ふーん、そうなんだ」と心でつぶやく
　もし、あなたが道を歩いていて、急に野球のボールのようなものが飛んできたとしたらどうしますか？　とっさに、身体をひねってよけますよね。物理的にボールをスルーするわけです。
　相手の言葉を受け止めてしまうから、心が痛い思いをします。相手の言葉をスルーすればよいのですが、「スルーしよう、スルーしよう」と思うだけではうまくいきません。
　そこで、「ふーん、そうなんだ」と心の中でつぶやきます。

Ｋさん「彼女はいつも自分のことしか考えていないのよ」
　あなた「ふーん、そうなんだ」

Ｋさん「あの人は本当にやる気がないんだから」
　あなた「ふーん、そうなんだ」

Kさん「彼は私の苦労なんてまったくわかろうとしてくれないのだから」
あなた「ふーん，そうなんだ」

　心の中で、このようにつぶやくと，相手の話を耳では聞いても，気持ちのうえでスルーしやすくなります。余計なことを考えずに，ひたすら「ふーん，そうなんだ」です。

　①の方法は，「行動」で感情をコントロールする方法です。②と③の方法は，「思考」で感情をコントロールする方法です。コーチング思考では，相手や自分の感情を無理に変えようとはせずに，自分が行動を起こすこと，あるいは考え方を少し変えることで自分をコントロールしようとします。
　自分にあった環境汚染から身を守る方法を見つけておくとよいでしょう。

　もしかしたら，あなたにはKさんに反論したい，周りに働きかけてKさんを変えようとしたい，陰でKさんの悪口を言いたい，などの気持ちがあるかもしれません。しかし，いまの段階ではそのような行動はひとまず置いておき，まずは，自分の「身を守る」ことを優先させるほうがよいでしょう。

この人に学ぶ

少しずつストレスを減らす

　「尾木ママ」の愛称で親しまれている教育評論家の尾木直樹さんは，著書『尾木ママの「凹まない」生き方論』(主婦と生活社)の中で，ストレスへの対処法として次のようなことを述べています。

　パンパンに膨らんだ風船にいきなり針を刺したら破裂する。しかし，セロテープを貼って，そこに針をゆっくりと刺せば，風船は割れずに小さな穴から空気がスーッと抜けていく。このように，ストレスも一気に解決しようとしないで，工夫をしながら少しずつ減らしていけばいい。

　いつもニコニコしながら，誰に対しても優しく語りかける，尾木ママらしいものの考え方ですね。

4

悩み 決めてくれない上司にイライラするとき

対応策 上司の判断をサポートして信頼を得る

> **事例** 小規模の施設で働いています。スタッフ間の連携はいいのですが，なかなか動いてくれない上司のWさんにいらだっています。
>
> 施設の設備改善について，利用者からの要望をまとめて提出したのですが，「あれも調べて」「これも調べて」「あの場合はどうなの」など，延々と細かい情報を要求するのです。長いつきあいなので，彼女の慎重な性格は私もわかっているのですが，決めることができずに決断を先延ばしにしているようにしか見えません。
>
> 今回も，判断に時間がかかりそうです。利用者の気持ちがよくわかるだけに，気になってしかたがありません。

コーチング思考

上司をサポートできるチャンスと考える

　決断のスピードは，人によって本当にさまざまですね。驚くような即断即決ができる人もいれば，Wさんのように時間がかかる人もいます。

　Wさんは，自分が理解して納得できるまで検討をしたいのかもしれませんが，もしかしたら決めること自体に踏ん切りがつかないのかもしれません。

　おそらく「エイヤッ」とか「アバウト」という言葉にはまったくなじめないタイプなのでしょう。しかし，組織上の権限者である以上，彼女の判断なしに進めることはできないと思います。

　少しでも早く適切な判断をしてもらうために，あなたができることは何でしょうか？　もしかしたら，決断力に乏しい上司のために，あな

たがサポートできる絶好のチャンスかもしれません。

　人は，誰かと話しているうちに考えがまとまってきたり，自信がついてきたりすることがあります。僭越かもしれませんが，あなたが上司の話し相手となることによって，考え方をまとめてもらう役割を担ってみたらいかがでしょうか。

上司の判断に役に立つことで信頼を得る

行動のヒント

　上司をサポートするときには，たとえばこのように声をかけてみます。

「ほかにどのような情報があれば判断の役に立てるでしょうか？」
「もし何か不都合があれば，おっしゃっていただけませんか？」
「私の考えをお伝えしてもいいでしょうか？」

　そして，
「現時点でのお考えはいかがでしょうか？」と聞いてみます。
　さらに，
「〇〇ごろまでに決めていただければ嬉しいのですが。」
　と，あくまでも相手を尊重しつつ自分の気持ちを伝えます。

　逆に，次のような不満があふれ出るような言葉は，相手の神経を逆なでしてしまいます。

「どうなんですか？」
「いったい，いつまで待てばいいんですか？」
「早く決めていただかないと困るのですが」

　多少面倒くさいなと思っても，日頃から問題点や情報を早めに提供して，検討する時間を十分に作ってあげることも1つの工夫です。人は，自分に足りないところを補ってくれる人を大事にします。逆に，自分を批判する人は遠ざけます。

第1章　視点を変えれば人間関係が変わる

さらにもう一歩

手助けができる人は，手助けをしてもらえる人

「上司は部下の仕事を手助けするもの」

　これは，組織構造から考えてごく当たり前のことです。手助けのしかたはさまざまでしょうが，業務経験の少ない部下や業務スキルの未熟な部下にも，できるだけよい仕事をしてもらうことが，組織全体でよい仕事をすることにつながるからです。

「部下は上司の仕事を手助けするもの」

　逆もまた真なりです。上司だからといって，すべての点で部下より優れているとは限りません。得意なこともあれば苦手なこともあります。立場上，自分が決めなければ仕事が進まないときでも，悩んだり迷ったりすることもあります。

　上司・部下の関係で，部下が上司に求めることは，決して「判断」ではありません。「適切な判断」です。もし，何かを決め兼ねている上司に対して「とにかく決めてください」とプレッシャーをかけてしまうと，気の弱い上司の場合，「今決めなければメンツが立たない」と感じて，検討不十分のまま不適切な判断をしてしまう可能性があります。その結果は，部下であるあなたにも影響が及んできます。
　上司の「適切な判断」のために自分が手助けをすることは，上司のためだけではなく自分のためでもあるのです。助けてもらった上司は，あなたに対する信頼感を深め，今度はあなたの足りないところを手助けしてくれるでしょう。

　さらに，周りにいるあなたの部下や後輩はあなたの行動を見ています。
　もし部下が，上司の批判ばかりしているあなたの姿を見ているとすると，その影響で，部下は上司を批判するものだ，という間違った考えが頭にインプットされてしまいます。そして今度は，部下があなたを批判の対象とするでしょう。
　しかし，あなたが上司の手助けをしている姿を見せていれば，「部下でも上司の手助けができるんだ」ということを学び，今度は部下があなたの手助けをしてくれます。

人の手助けができる人は，人からも手助けをしてもらえます。人の批判ばかりする人は，人からも批判されます。上司の手助けができる状況こそ，あなたの出番であり，上司や周りの人からの信頼を集めるチャンスでもあるのです。

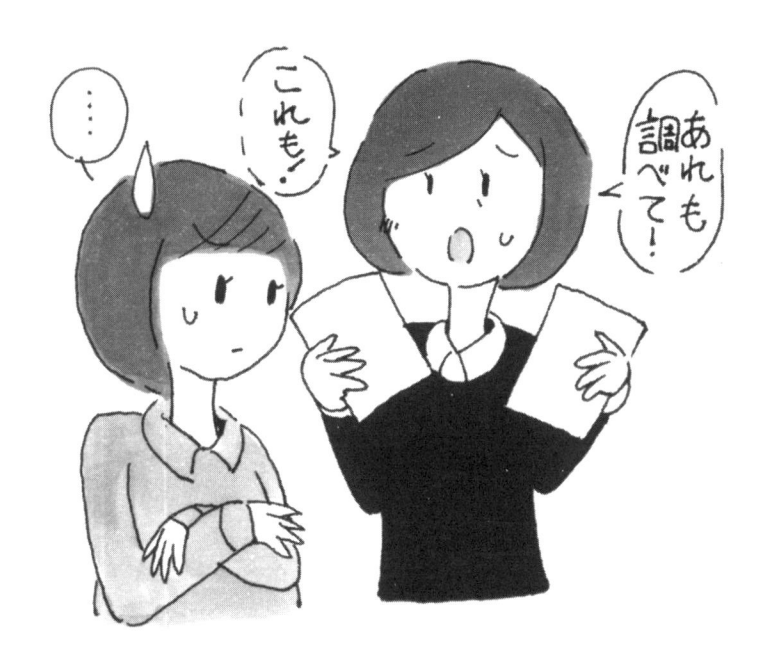

悩み 5 遅くまで職場にいなければ，という雰囲気になじめないとき

対応策 時間を殺さずに生かす選択をする

> **事例** リハビリの仕事をはじめて2年目になりますが，仕事にはとてもやりがいを感じています。特に患者さんとの時間は，私自身も学ぶことも多く，何より人の役に立つことの喜びを実感しています。
>
> しかし，職場の雰囲気でなじめないことがあるのです。
>
> 残業が恒常化していて，夜遅くまで職場にいることが当たり前になっているのです。もちろん報告書の作成や症例検討会など，必要に迫られているときはしかたがないのですが，そうでないときでも何となく遅くまでいることが当たり前といった雰囲気です。
>
> 料理を習ったり，友人と食事をしたりするなどのプライベートも充実させたいと思うのですが，雰囲気に負けて，ついつい仕事をしてしまいます。

コーチング思考

「行動は自分で選んでいる」という事実に向き合う

最近では，ダラダラ残業は禁止，勤務時間中に集中して仕事をしてさっさと帰る，このような働き方を推奨する企業も増えてきました。「遅くまで残っている人は仕事のできない人。仕事のできる人ほど早く帰る」などの見方もあります。

一方で，あなたが言うように，「遅くまでいることが仕事をしていることの証」といった雰囲気の職場も依然としてあるのでしょうね。

この問題に対しては，「2つの事実」をあらためて確認することからはじめます。

（事実1）あなたの行動はあなたが選んでいる

職場がどのような雰囲気であろうが，残業するかどうかを最終的に選んでいるのは「あなた」です。

「早く帰ったら白い目で見られるのではないか」「熱意がないとみなされるのではないか」「だから皆と同じように遅くまでいる」という理由だったとしても，その行動はあなたが選んでいます。

さらに，釈然としないままダラダラと仕事をするのか，どうせやるなら集中してやるのかもあなたの選択です。

（事実2）人の一生における時間は限られている

その長さは人によってさまざまですが，人は人生という限られた時間の中で生きています。そして，いまここでしか使えない30分，60分という時間も，その限られた時間の一部です。

さらに言えば，限られた長さの命を限られた時間で過ごすのが人生ですから，その時間は命そのものと言ってもいいでしょう。

まず必要なことは，この2つの事実から目をそらさずに，しっかりと向きあうことです。そのうえで，あなたが気になっている「何となく残業」について，あらためて考えてみましょう。

行動を決めるための「最高・最悪法」

この問題に対して，どのような選択肢が考えられるのかを整理してみます。

たとえば，
・釈然としないまま，何となく残業する
・どうせ残業するのなら，しっかりと仕事をする
・用がないときは，さっさと帰る
・信頼できる人に相談する

ほかにもあるかもしれませんね。

もちろん，締め切りが迫っている仕事や，重要案件が片づいていないにもかかわらず，早く帰ってしまうことは避けるべきです。理由の

如何にかかわらず，責任を放棄しているように見られてしまうからです。

次に，それぞれの選択肢のメリットとデメリットを考えます。
ここでは，コーチングでよく使われる「最高・最悪法」を紹介します。それは，それぞれの選択肢について，起こりうる最高のことと最悪のことの両極端をイメージするのです。

「釈然としないまま残業する」ことで起きるかもしれない，「最高」のことは何でしょうか？　同じく「最悪」のことは何でしょうか？

ほかの選択肢についても，同じように考えてみます。
このようにして，漠然とした期待や不安をより具体的にイメージすることで，徐々に判断のための根拠ができてきます。
それぞれの「最高」と「最悪」をしっかりとイメージできたら，もう一度「人の一生における時間は限られている」という事実を思い出します。そのうえで，最終的に一番心地よいものを選びます。
ただし，万一その「最悪」が起きたとしても，それは自分の選択の結果として受け入れる覚悟だけはしておきます。
職場の雰囲気をいますぐあなたが変えることはできませんが，適切なプロセスを経て，自分のことを自分で決めることはできます。

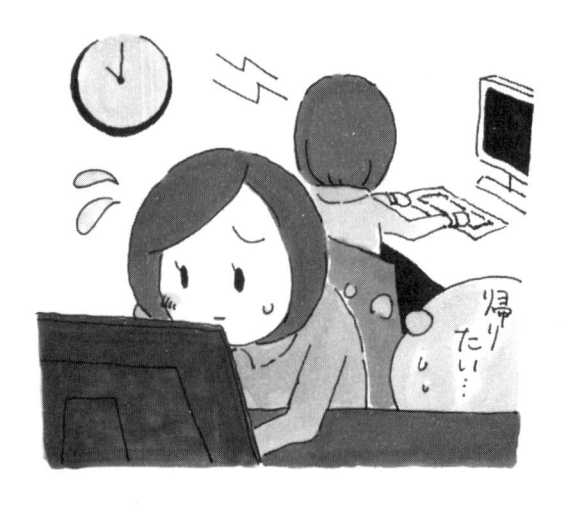

さらにもう一歩

いくつかの質問に自問自答する

「やってみたけど，なかなか決めることができない……」ということもあるかもしれません。
そのときには，さらに次の質問に自問自答してみください。

誰かが，「お先に失礼」と言って定時で帰ったとしたら，あなたはどう思うでしょうか？

もし，あなたが何とも思わないのであれば，早く帰ることを何とも思わない人がほかにもいるかもしれません。「いいな」と思えば，あなたが早く帰ったときに「いいな」と思ってくれる人がいるかもしれません。「ずるい」と思ったら，あなたも帰りにくい雰囲気を作っている1人ではないでしょうか？

このような調子で，以下の質問にも答えてみましょう。そして，上の例のように，あなたの答えが何を意味しているかを少し考えてみましょう。

・そこまで悩んで，早く帰ってやりたいこととは何だろうか？
・残業の時間を使って何をすれば残業してよかったと思うのだろうか？
・早く帰ると決めたとき，どのような帰り方をすればよいのだろうか？
・職場にこの悩みを相談できる人がいるとすれば，それは誰だろうか？
・もし職場の雰囲気を変えるとしたら，自分にはどんなことができるのだろうか？

自分の答えをかみしめながらもう一度，どのような選択をするかを考えてみませんか。

6

悩み 威圧的な上司に耐えられずに転職を考えているとき

対応策 転職してもしなくても判断に責任をもつ覚悟をする

> **事例** 上司のNさんですが，私に対する態度がいつも高圧的で，もう心が折れそうです。経験豊富なこの道のベテランであることは私も認めるのですが，絶対に自分が正しいと思い込んでいて，私の話をまともに聞いてくれません。仕事が少しでも遅れると，「だからダメなんですよ」からはじまって，強い口調で長々と説教をされます。
> 　Nさんのことを思うと毎朝仕事に行くのがつらいです。別の病院に転職活動をしようかと考えはじめました。

コーチング思考

決断の結果をすべて自分で引き受ける覚悟をする

　それはつらいですよね。充実した仕事を気持ちよくできるかどうかについては，確かに上司の影響を強く受けますよね。

　力関係で上にあり，しかも毎日顔を合わせなければならならない上司とうまくいっていないというのは，本当につらいものです。転職しようかと思う気持ちはよくわかります。

　もちろん，職場を変えるという選択はあるでしょう。あなたとNさんとの関係を実際に見たわけではないので，断定的なアドバイスはできませんが，決断をする前にあらためて2つのことを考えてみましょう。

- あなたには，転職によって起きることをすべて引き受ける覚悟がありますか？
- あなたには，転職しないことによって起きることをすべて引き受ける覚悟

がありますか？

　大切な決断をするときは，その結果として何が起きても，「自分で決めたことだから」という気持ちですべて引き受ける覚悟が必要です。

　転職した新しい職場で，この人のもとでなら成長できると思える，よき上司に巡り会うこともあるでしょう。しかし，将来その上司が異動して別の人が上司になる可能性もあります。面接ではいい人だと思っていた人が，いざ下についてみると，そうではなかったということもあります。

　上司はいいのだが，同僚から優しくしてもらえない可能性だってあります。何より，転職先で新しいことを習得するために，人一倍頑張る必要があるでしょう。

　それでも，「自分で決めたことだから」という思いを強くもち，自分ができる努力を懸命にするといった揺るぎない覚悟があるかどうかです。自分で決めたことなのに，人のせいにしたり，後悔の念で仕事が手につかなかったりするような人は，どこで働いてもうまくいかないことが多いからです。

　一方で，転職を思いとどまったとしても，「転職しない」ということを「自分で決めた」のですから，今度はNさんとの関係を1mmでもよくするような努力をする覚悟，またはNさんがどのような人であれ，自分ができることを精一杯やることで患者さんの期待に応えたり，自分に対する達成感を得ようとしたりする覚悟が必要です。

　「Nさんのせいで楽しくない」という思いはよくわかりますが，Nさんをあなたが望むように変えることはできません。できるのは，自分の考え方や行動を変えることです。

自律思考で責任を引き受ける

〈行動のヒント〉

　自分で決めたことなのに，嫌なことが起きたときに，それを人のせいにするという考え方が**「他責思考」**です。

　問題のある相手に変わってほしいと思い，変わってくれないことにいらだちを感じ，起きている問題をその人のせいにします。他人を簡

単に変えることはできないにもかかわらず，他責思考の人は相手が変わることが最善の解決策だと考えます。そのため，いつまでたっても状態は好転せず，自分が受けているストレスも解消されません。

反対に，自分で決めたことに対して起きることをすべて引き受けるという考え方が**「自律思考」**です。

人を無理に変えようとはせずに，自分ができることをすることで，問題を少しでもよい方向へ向けようと考えます。問題の所在がどこにあろうと，できることは自分が行動することだと考えるため，問題が解決へ向けて動き出します。

行動している自分に対しても「できることをやっている自分」といった自己確認が起き，ストレスの緩和に役立ちます。

どこへ行ってもうまくいかない人には，他責思考の人が多く見受けられます。逆にどこで働いていようがよい仕事をしている人には，自律思考の人が多く見受けられます。

転職をするかしないかは，あなたが決めればよいことです。というよりも，あなたしか決めることができません。

あなたが転職を考えはじめたいまの状況は，決断の結果を引き受ける覚悟についてあらためて考えるチャンスだと考えてみましょう。自律思考の人間として自分に対する覚悟ができれば，転職してもしなくてもこれまでよりはよい仕事ができると思います。

以下に，他責思考と自律思考の考え方の違いを紹介します。

他責思考	自律思考
・うまくいかないのは人のせいだと考える	・自分に工夫の余地がないかと考える
・人に変わってもらうことを期待する	・自分が変わるための方法を考え行動する
・相手の行動が問題を起こしていると考える	・自分の受け止め方に問題がないかと考える
・自分の行動は人によって決められると考える	・自分の行動は自分で決められると考える
・できない理由を考える	・できる方法を考える

する？転職しない？

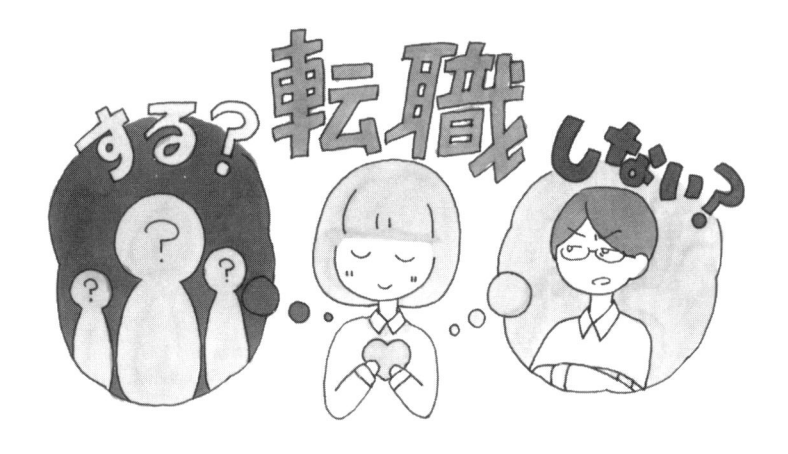

第1章 視点を変えれば人間関係が変わる

この人に学ぶ

心のともしび運動

ノートルダム清心学園理事長の渡辺和子さんは，著書『置かれた場所で咲きなさい』（幻冬舎）の中でこのように述べています。

『ちょっと暗いといっては不平をいい，自分以外の他の人が，明るくしてくれるはずだと考えがちな私たちに，「心のともしび運動」がかかげるモットー，「暗いと不平をいうよりも，進んであかりをつけましょう」は，大切な忘れ物を教えてくれています。

それは，幸せを他人まかせにしてはいけない，自分が積極的に動いて，初めて幸せを手に入れることができるのだという真理です』

仕事も同じではないでしょうか。

悩み 7 自分に自信がない後輩を，どのように励ませばよいかわからないとき

対応策 リフレーミングでポジティブ視点に変える

事例　今年，職場に入ってきたFさんは，真面目で落ち着いた仕事ぶりで，順調に育ってほしいと期待している1人です。

しかし，彼女は自分のことを，会話が苦手で，人と接することに消極的な人間だと思っており，そのため自分に自信がもてないと悩んでいるようです。確かに口数が多いほうではありませんが，仕事はしっかりとできているので，そんなことはないと励ましてあげたいのです。

どのような言い方をすればよいのでしょうか。

コーチング思考

ポジティブ視点に変えてからアドバイスを行う

職場で，自分に自信がない後輩に対して先輩が，「もっと自信をもって」とか「できる，できる，大丈夫」などと励ましている光景を時々見かけます。もちろん先輩は，よかれと思ってそうしているのでしょうが，言われている本人はどうでしょうか？

自分のことを気づかってくれる先輩の気持ちは嬉しいかもしれませんが，自信をもてない理由に関係なく，「自信をもて」とか「大丈夫だ」とか言われても，「はい，自信がもてました」とはなりません。

対応策を考える前に，コップに水がちょうど半分入っている状態をイメージしてみてください。Aさんが，コップの空いている空間に目を向けて「半分しか入っていない」と否定的な言葉をBさんに発したとします。それを聞いたBさんは，入っている水そのものに目を向けて，

「いや，半分も入っていますよ」とAさんに返しました。このBさんのように，Aさんの視点とは別の視点から事実や現象を定義し直すことを「リフレーミング」と言います。

さて，Fさんは会話が苦手で，人と接することに消極的な人間だと思っているのですね。先輩としては，それは間違っているという視点で「そんなことないよ」と励ますのではなく，Fさんの気持ちは尊重してあげましょう。そのうえで，リフレーミングによってネガティブな視点をポジティブな視点に変え，その後，適切なアドバイスを伝えます。

たとえば，このような言い方があります。下線部がリフレーミングした箇所です。

「<u>Fさんは，とても人の気持ちに敏感なのかもしれませんね。その分，話せるようになった相手とは強い信頼関係を築くことができるんじゃないでしょうか</u>。少なくとも，私にはあなたの言いたいことがしっかりと伝わっていますよ。それでも心配なら，少人数で安心して意見の言える場所を見つけて，少しずつ自分から話していくというのもいいのではないですか」

行動のヒント

リフレーミングとアドバイスの例

リフレーミングは，起きている現象や事実そのものを否定せずに，違った視点から別の解釈をする手法です。いくつかのリフレーミングとそれに続くアドバイスの例を紹介します。

リフレーミングについての理解が進んだら，あなたが直面している問題に当てはめてみましょう。

例1）色々なことに興味は湧くのですが，飽きっぽいうえに意志が弱くて，三日坊主の典型だと言われます。

<u>アイディアが豊富で，つねに新しいことに興味が湧くタイプなのですね</u>。私はそれができなくて困っているのに，うらやましいわ。もし何か新しいアイディアが浮かんだら，誰かに伝えてみたらどうですか。

第1章 視点を変えれば人間関係が変わる

人と協力することで、アイディアが実現できるかもしれません。そのような仲間を見つけておくと、あなたのいいところが活きてきますよ。意志が弱い自分に鞭を打つのは、百害あって一利なしですよ。

例2）人にどう思われるかが、ものすごく気になります。相手の言うことを真に受けすぎたり、言いなりになってしまったりすることが多く、こんな自分はダメだと悩んでいます。

　あなたは、きっとすごくいい人ですね。相手のニーズに応えようとして一生懸命になれる、ものすごくお世話上手な人です。

　でも、「いや、このままでは嫌なのです」と思うこともあるでしょう。そのときは、本当は自分はどうしたいのか？ ときに自分のためにそれを優先させる、ほんの少しの勇気をもちましょう。いままでの親切の貯金を少しくらい自分のために使ってもバチはあたりませんよ。

例3）私は優柔不断で、決断するのに時間がかかるのです。

　ものごとをさまざまな観点から見ることができるのですね。そのうえで、慎重に考えて納得がいく結論を出そうとするあなたの姿勢は、決して悪いことではないと思います。

　時間がかかっても、自分の考えにじっくりと向きあって、納得のいく決断をすることを続けていけば、そのうちに要領がわかってきて、慣れてくるのではないでしょうか。

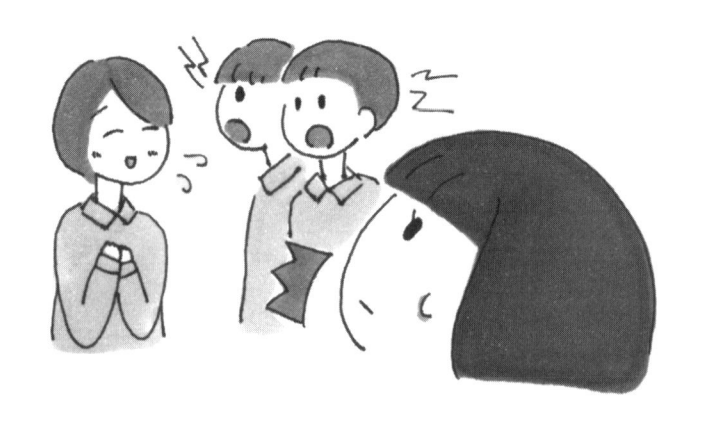

さらにもう一歩

リフレーミングのための言葉

リフレーミングについてさらにイメージを湧きやすくするために，ネガティブ視点をポジティブ視点に変えるための言葉の例を，以下に挙げておきます。

ただし，相手を励ますことに目がいきすぎて，テクニック的にリフレーミングを使い，心にもないことを相手に伝えてしまうことだけはないよう，くれぐれもご注意を。

リフレーミングのための言葉

ネガティブ視点	→	ポジティブ視点
口が悪い	→	率直な
緊張しやすい	→	神経が細やか
気が弱い	→	用心深い
嫌われるのが怖い	→	人間関係を大切にする
すぐに落ち込む	→	責任感が強い
いいかげん	→	おおらか
優柔不断	→	さまざまな視点からものを見る
理屈っぽい	→	理論的
心配性	→	慎重
頑固	→	意志が強い
人づきあいが苦手	→	慎重に人を選ぶ
涙もろい	→	豊かな感受性
変わっている	→	個性的な
気分屋さん	→	こだわらない性格

第 2 章

過度な期待が いらだちを生む

悩み 8 注意するとすぐにすねてしまう後輩にいらだってしまうとき

対応策 話を聞いてもらいたければ，まず相手の話を傾聴する

事例

先月からリハビリの主任になりました。後輩の指導も主任としての役割だと思って見はじめたせいか，2つ下の後輩Rさんの未熟な仕事ぶりが気になるようになりました。

気がついたときには，できるだけその場で注意をしていますが，素直に話を聞いてくれません。先日も，患者さんへの配慮に欠ける言葉づかいを注意したところ，ふてくされたような表情をしたので，思わず「聞いてるの！」と声を荒げてしまいました。その後，Rさんは明らかに私を避けています。こっちだって，彼女のためを思って言っているのに，と思うとついいらだってしまいます。

コーチング思考

関係性がコミュニケーションの質を決める

部下や後輩の間違いをどのように指摘するかは，人間関係を考えると神経をつかうところですね。ほめればやる気を出すかもしれませんが，甘やかすことになりかねない。叱れば叱ったでシャキッとするところか落ち込んだりすねたり。相手のためによかれと思って指導しているにもかかわらず，相手がそれに応えてくれないとき，いらだってしまうこともありますよね。頭の痛いところです。

でも，どのように指摘しようが，あるいは叱ろうが褒めようが，実はたいした問題ではないのです。というのは，自分の思いが伝わるかどうかは，褒めるか叱るかよりも2人の間に信頼関係があるかどうかが問題なのです。

あなたにも経験がありませんか？　自分の失敗を厳しい口調で叱られたとしても、その相手が心から尊敬する上司であれば、おそらく素直に受け入れることができるでしょう。しかし、もし相手が嫌いな上司だったとしたら、たとえ正論を言われたとしても「あなたには言われたくない」と反発してしまうでしょう。

コミュニケーションがうまくとれるかどうかは、その内容よりも2人の間の関係性が大きく影響するのです。

もし、あなたの話をRさんが素直に聞いてくれないのであれば、まだ2人の間に十分な信頼関係が築かれていないと思ってください。すねてしまうRさんを変えようとするのではなく、信頼関係を築くためのかかわり方を、あなたが考える必要があります。

行動のヒント

信頼関係を築くための「傾聴」のスキル

信頼関係を築くための第一歩は、相手の話をよく聞くことです。

「同じ職場の仲間として、あるいは先輩としてできることがないか考えたいので、もっとあなたのことをよく知りたい」という姿勢で接します。

話題は、「仕事の状況はどうか」「不安や心配はないか」「仕事でうまくいったことは何か」「仕事で大事にしていることは何なのか」などが考えられますが、相手が話しやすい内容であることに配慮します。

最初はぎこちない会話になってしまうかもしれませんが、そこがスタートですから気にする必要はありません。

このときに大切なことは「傾聴」の姿勢で聞くことです。傾聴とはただ単に話を聞くのではなく、次の3つの特徴を備えた話の聞き方です。

① 相手の話に心から耳を傾け、気持ちに寄り添いながら聞く
② 自分が知りたいことを聞くのではなく、相手が話したいことを聞く
③ 相手に「話を聞いていますよ」というサインを送りながら聞く

よい聞き方（傾聴）と悪い聞き方の例，さらにそれぞれの聞き方をしたときに話し手がどのように感じるかを表にまとめました。聞き方1つで信頼関係が強くも弱くもなります。せっかく相手のことを理解したいという思いで聞いても，聞き方を間違えると逆効果になってしまうので要注意です。

　人の話を聞くことは信頼関係を構築する第一歩であるにもかかわらず，ほとんどの人は「聞くこと」についての十分なトレーニングを受けたことがありません。

　でも，いまからでも大丈夫です。相手のことを本当に理解しようとする気持ちがあれば，実践を繰り返すことによって，誰でも傾聴の姿勢で話を聞くことができるようになります。

　また，人は自分の話を真剣に聞いてくれる相手を好意的に受け入れ

よい聞き方の例（傾聴）	悪い聞き方の例
・相手の目を見ながら聞く ・うなずきを入れる ・途中で話をさえぎらない ・どのような内容でも否定しない ・「そうなの」「へー」「うんうん」などのあいづちを打つ ・話の呼び水として質問する（詰問はダメ） ・先走って話をまとめようとしない ・正しい，間違っているなどの判断をしない ・相手の気持ちを想像しながら聞く ・ほかの人に聞かれないような場所で話す	・相手の目を見ずにパソコンなどに向かって聞く ・首を横に振りながら聞く ・無表情で聞く ・途中で話をさえぎる ・「なぜ」「どうして」と詰問する ・話の内容を否定する ・先走って話をまとめてしまう ・ため息を吐いたり「チェッ」と舌打ちをしたりする ・正しいか間違っているかの議論をする ・相手の気持ちに関心を示さない ・周りに人がいるにもかかわらず大声で話す
よい聞き方をされたときの話し手の気持ち	悪い聞き方をされたときの話し手の気持ち
・私に関心をもってくれている ・私を尊重してくれている ・私の気持ちをわかってくれている ・私に自由に話をさせてくれている ・安心して話せる	・私にあまり関心がない ・私を軽視している ・私の気持ちをわかってくれない ・私に自由に話をさせてくれない ・話していて不安

ます。同時に，今度は相手の話も聞こうという気持ちになります。これは心理学では「返報性の法則」と呼ばれるもので，人は相手から何かをしてもらったら，今度は自分が相手に何かをしてあげたくなるという心理です。

あなたに対する相手の態度は，あなたに対する信頼感の尺度でもあります。Rさんのよりよい仕事のために自分ができるサポートをすることで，まずは信頼関係を築いていきましょう。

さらにもう一歩

「きく」には3つある

コミュニケーションの重要な機能としての相手の話を「きく」という行為ですが，「きく」には3種類あります。

・「聞く」相手の声で物理的に鼓膜が振動して機能的に耳で聞くこと
・「訊く」相手に何かを尋ねること，質問すること
・「聴く」相手の話を理解しようとして自ら進んで耳を傾けること

傾聴はこの中の「聴く」という行為です。「聴」という漢字をよく見ると，耳に加えて目と心という字が含まれています。つまり，体全体と心を使って相手の話を理解しようとすることです。「聞いているが聴いていない」これでは信頼関係は生まれません。「聞くのではなく聴く」ことがよい関係を築きます。

9 悩み　何度教えても覚えてくれない実習生に失望してしまうとき

対応策　自分の言葉で説明してもらい学習を深める

事例

臨床実習の学生の指導を担当して2年目になります。まだまだ不安もありますが、昨年の反省点を踏まえて、今年はもっとよい指導をしたいと楽しみにしていました。

ところが、今年受けもった実習生のSさんは、なかなか仕事を覚えてくれないのです。評価報告書の書き方などの基本的なことについても、大事なことが漏れていたり、ピントが外れた内容になっていたりします。

彼女は返事はよいのですが、やらせてみると全然わかっていないことが多く、何度も同じことを説明しなければなりません。一生懸命さは伝わってくるのですが、さすがに私も少し疲れてきました。

コーチング思考

実習生はあなたの指導力を映し返す鏡である

　一生懸命に指導しても、実習生がなかなか仕事を覚えてくれないと感じることはよくありますよね。相手に対する自分の期待と、相手がどこまで応えてくれているかという現実との間にギャップがあるため、ストレスを感じたり徒労感を覚えたりします。

　でも、実習生も別にやる気がなくて、いい加減に実習をしているわけではないようですね。懸命に取り組んでいるにもかかわらず、なかなか覚えることができないのでしょう。おそらくSさんも内心は不安でいっぱいなのかもしれません。

　そんなSさんに「もっと頑張って」とか「もっと真剣に」と言って

みたところで,「頑張っているのに」とか「真剣にやっているのに」と思われてしまいます。このようなときこそ,Sさんはあなたの助けを必要としています。

　昨年の実習生にはうまくいったやり方が,今年の実習生には通用しないということは,実習指導に限らず世の中にたくさんあります。相手の能力をどうこう言ってしまう前に,あなた自身の指導力を高めるチャンスだと考えましょう。

　圧倒的に知識差がある場合の指導は,指導する側に責任があります。たとえば,あなたがDVDプレーヤーを買いに家電量販店に行ったときに,店員さんから専門的な言葉で嵐のように説明されたとしたら理解できませんよね。これは理解できないあなたが悪いのではなく,一般の消費者にもわかるように説明しない店員さんの責任なのです。

　「相手が理解できないのは自分の説明のしかたが悪かった。どうすればもっと理解してくれるだろうか」といった考え方を根底にもつべきです。実習生はあなたの指導力を映し返す鏡であり,実習生指導はあなたにとってのトレーニングの場です。

自分の言葉で説明してもらう

行動のヒント

　まずやってみることをおすすめするのは,「いま説明したことを,自分の言葉で言ってみて」と声をかけ,相手に説明してもらうことです。

　人は学んだことを自分の言葉で説明することによって理解が深まり,記憶に残りやすくなります。もし,Sさんがうまく説明できなかったとしたら,それはよく理解していないということですから,その場で再度説明する必要があります。ただし,そのときに決して責めたり非難したりしてはいけません。恐怖は思考を硬直化させるからです。

　あなたがもっと工夫していこうという姿勢で接していると,Sさんもそれを感じて会話も増えていくでしょう。経験豊富なあなたは,リハビリの仕事を通じて患者さん1人1人にあったコミュニケーションの方法があることを経験しているはずです。

> リハビリが患者さんとの二人三脚であるのと同じように，実習指導も実習生との二人三脚です。さまざまな実習生とかかわっていくことで，あなたの指導力や対人関係力が磨かれていき，今後の職場やプライベートでの人間関係にきっと活かされてくるでしょう。

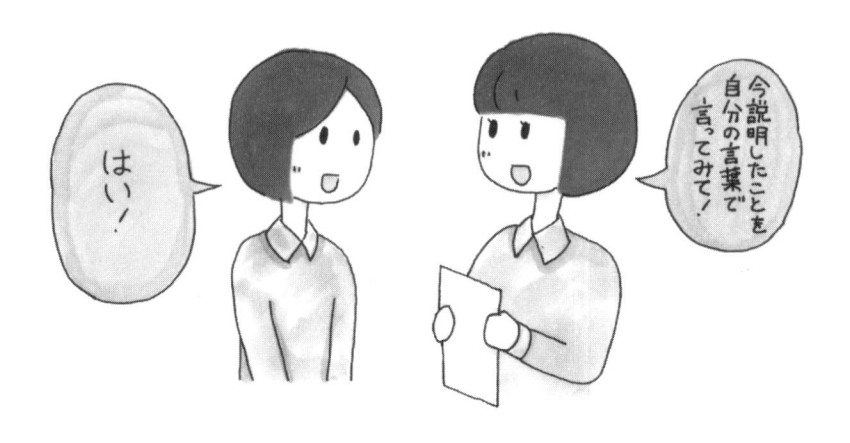

さらにもう一歩

指摘事項を具体的かつ細かく分解する「チャンクダウン」

　コーチングでも，クライアントが自分の考えをうまくまとめることができないことがあります。そのようなときは，得てしてクライアントの話す言葉や内容が，抽象的なまま宙をさまよっています。
　そこでコーチは，抽象的な思考から具体性をもった思考へと導くための「チャンクダウン（Chunk Down）」という会話を行います。

　チャンクとは「大きな塊」という意味で，抽象的で漠然とした話題（ビッグ・チャンク）を，扱いやすいように具体的かつ小さな話題（スモール・チャンク）に分解していくのがチャンクダウンです。人にものを教えたり指導をしたりするときも，相手の理解度に応じてチャンクダウンの技術を使うと効果的です。

　たとえば，実習生が書いてきた症例レポートを修正してもらいたいとき，「もっと深みをつけて書いて」と言うだけでは学生にはまったく理解できません。この会話が抽象的過ぎる（ビッグ・チャンク）からです。チャンクダウンして「この

結論にいたった理由も一緒に書いてね」，あるいは「患者さんの視点からどう見えるかも書いてみて」など，具体的に理解できるレベルまで，「深み」の内容をチャンクダウンする必要があります。

　症例レポートの修正を指導することを例に取ってみましょう。伝えたいことをチャンクダウンして理解しやすい言葉で伝えるためには，次のような表現のしかたがあります。

「これじゃわからない」ではなく
・ここの部分をもう少し詳しく
・ここの部分のこの書き方では言いたいことが理解できないよ
・症状はこのように書いているけどそれ以外はないの？

「もっとよく考えて」ではなく
・こことここを，このような視点で観察して
・なぜそう考えたのか，その理由を書いて
・ほかに出た意見も参考につけ加えて書いて
・結論が何かをはっきりと書いて

「深みをつけて」ではなく
・患者さんの視点からどう見えるかも書いて
・この結論にいたった理由も一緒に書いて
・どのようにしたのか，もっと具体的に書いて
・ここの部分を順を追って詳しく書いて

　場面によって言葉は違いますが，「抽象的から具体的に」「大きな内容から細かい内容に」を心がければ難しくはありません。

　また，お手本となるようなよい症例レポートを実習生のレポートと比較しながら，どこが足りないのかを具体的に指摘するのも，理解を助ける1つの方法です。目指すべき「よいもの」のイメージがないまま，「もっと自分で考えて」とか，「やれるところまでやってみて」と，抽象的に言っても効果は期待できません。

もしあなたが,「実習生に自分で考える力をつけてもらいたい」という思いがあったとしたら,それは素晴らしいことです。しかし,経験の乏しい彼らに対しては,まず「自分にもできる」という自信をもってもらうように,サポートすることが大切です。

この人に学ぶ

「私はまだこの人のことをわかっていない」

　数多くの摂食障害や飲酒問題のカウンセリングに取り組んでいることで有名な,臨床心理士の田中ひな子さんの話を聞いたことがあります。
　「田中さんでも手に負えないようなクライアントさんっていますか」という質問に対して,田中さんはこう答えておられました。
　「はい,いますよ。でもそのときは,あー,まだ自分はこのクライアントさんのことをよくわかっていないんだなあと思います」
　ベテラン・カウンセラーの田中さんでさえ,効果的なカウンセリングができないのは自分がまだまだ未熟なせいだと考えて,努力しようという姿勢をもち続けていらっしゃるのです。

10

悩み 熱心に仕事をしなくなった新人に自覚を促したいとき

対応策 仕事の喜びを示して「リアリティ・ショック」を和らげる

> **事例** 今年入った新人ですが，学生時代の成績がよかったと聞いていたので楽しみにしていました。早く学生気分から抜け出して，仕事の厳しさをわかってもらいたいので，厳格に指導しています。
>
> まもなく2カ月になりますが，最近の彼女はなんとなく仕事ぶりが熱心ではないのです。最初はそうでもなかったのですが，最近は患者さんへの声も小さく笑顔も見られません。カンファレンスでもほとんど意見を言わないし，症例検討会も時々欠席します。
>
> もう学生ではないので，もっと自覚をもって仕事に取り組んでほしいのですが。

コーチング思考

変化の理由に目を向ける

最初はそうでもなかったのに，最近は元気がないのですね。社会人なのだからシャキッとしてほしい気持ちはよくわかりますが，少し心配ですね。

人の変化の裏には必ずその理由があります。現象面だけに目を向けるのではなく変化の理由を考えてみましょう。

入社後，しばらくしてからの新入社員に時々見られる現象に，「リアリティ・ショック」があります。

彼らは国家試験にも合格し，病院の真新しいユニフォームに袖を通し，「さあ，やりがいのある仕事をまかせてもらえるぞ」と大きな期待を胸に仕事をはじめます。しかし現実は，泥臭い仕事や細かい作業が

たくさんあったり，思ったような職場環境ではなかったり，人間関係にも予想以上に気をつかわなくてはならなかったりで，期待と現実のギャップに戸惑ってしまうのです。

　これが「リアリティ・ショック」です。学生時代に臨床実習で実務経験をしているとはいえ，初めて経験する仕事の量，責任の重さ，対人関係の複雑さなどは，新人にとっては大きな負担となります。

　リアリティ・ショックに陥ってしまった，新人のつぶやきです。

「患者さんの役に立てると思っていたのに，先輩からのダメ出しの連続で……」
「患者さんよりも，職場の人に気をつかわなければいけないなんて思ってもみなかった……」
「息をつく暇もないような仕事の量で，私，毎日，何をやってんだか……」

　本来，仕事をはじめたばかりの新人に先輩が伝えるべきことは2つです。

① 責任感・誠実さ・真剣さなどの姿勢が必要とされる仕事の厳しさ
② やりがい・仕事への誇り・自分の価値などが実感できる仕事の喜び

　学生気分が抜けきれない新人には，とかく仕事の厳しさのみを伝えようとしてしまいがちですが，実は2つ目がとても大事です。

「べきモード」から「たいモード」へ支援する

行動のヒント

　人は仕事を通じて得られる喜びについて，具体的なイメージを描くことができればできるほど，やる気が出てきて一生懸命取り組もうとします。逆に，具体的なイメージが描けないと，普段はよくても，壁にぶつかったり困難な仕事にチャレンジしたりするときに，いまひとつやる気が出てきません。

　にもかかわらず，「仕事だから責任をもってやるべき」「患者さんのために真剣にやるべき」といった「べきモード」で教え込もうとしても，

大きな効果は望めません。

　仕事に対して学生時代にどのような期待をもっていたにせよ，いま目の前にある現実を受け入れてもらう必要があります。そこで，現実は厳しいということのみを教え込もうとするのではなく，現実の中に期待していた喜びが必ずあることが理解できるような指導をします。
　たとえば，次のような機会を設けるとよいでしょう。

- あなた自身が仕事に喜びを感じた経験を話す
- 患者さんからの感謝の手紙を見てもらう
- 誇りをもって仕事をしている同僚に話をしてもらう
- 患者さんの笑顔に触れるような機会をもっと増やす
- そして，新人が少しでもよい仕事をしたときには言葉で伝えて一緒に喜ぶ

　仕事そのものがもつ意味や，仕事を通じて得られる喜びが具体的にイメージできると，リアリティ・ショックが和らぎ，もっと仕事ができるようになりたいといった「たいモード」になってきます。
　仕事をはじめたばかりの新人に対してこのようなサポートをするのも，先輩としての役割です。

さらにもう一歩

新人に対してすぐにできることは「承認」

　リアリティ・ショックは，医療・福祉の職場に限らず，どのような職場でも起こる可能性のある現象です。そこで，仕事の中にある喜びや，やりがいを明確にイメージできるようなサポートがなされるのですが，描いたイメージが現実となって「この仕事をしていてよかった」と感じるようになるまでには，しばらく時間が必要です。
　そのまま放置しておくと，ふたたび仕事に対する不安や不満が頭をもたげてきます。このようなときに，新人に対して先輩としてすぐにできることは「承認」です。
　承認とは，相手の存在，行動，成長，成果などに対して「ちゃんと私は気づいていますよ」というメッセージを伝えることです。人は，周りによい影響を与えて

いたり，自分が小さな成長をしていたりしても，意外と自分では気がつかないものです。そのようなときに，人から「気づいていますよ」というメッセージを受け取ると，その気づきによって自信をもてたり，自分のことを見てくれている人がいることを知って安心感を得たりします。

具体的な承認の言葉の例を，表に挙げてみます。

具体的な承認の言葉の例

変化に対する承認
できなかったことが，少しでもできるようになってきたとき，仕事とは直接関係なくても本人に肯定的な変化があったとき，「気づいていますよ」というメッセージを伝えます。 ・「だいぶ１人で担当できるようになってきたね」 ・「リハビリ計画を立てるのが早くなったね」 ・「挨拶の声が大きくなってきたね」 ・「最近笑顔が増えてきたね」 ・「レポートの提出時間が早くなってきたね」
行動・姿勢に対する承認
自分がよいと思う相手の行動や働く姿勢などについて，「気づいていますよ」というメッセージを伝えます。 ・「いつも真剣に聞いてくれるので話しやすいよ」 ・「今日も朝早くからきているね」 ・「カンファレンスでは，よくメモをとっているね」 ・「質問をしてくれると嬉しいね」 ・「ハキハキとした返事が気持ちいいよ」 ・「あなたの笑顔を見ると，気持ちがよくなってくるよ」
存在に対する承認
行動や変化ではなく，あなたの存在そのものに私は関心をもっていますよ，ということを言葉と行動で伝えます。 ・「○○さん，おはよう」と相手の名前を呼びながら挨拶をする ・誕生日を覚えていて「今日誕生日だね，おめでとう」と声をかける ・趣味を覚えていて「最近，何か面白い映画観た？」などの声をかける ・帰るときに「じゃ，○○さん，お先に」と名前を呼びながら挨拶をする

　相手の小さな変化や成長を見逃さずに「気づく」ためには，日頃から相手に「関心」をもって接する必要があります。関心とは「かかわる心」です。文字通りに，

相手のことをもっと知り，かかわりたいと思う気持ちです。

　承認をするときの注意点もいくつかあります。

評価よりも事実を伝えることを心がける
　「今日も朝早くからきて偉いよね」と言ってしまうと，「偉い」という上から目線の評価をしていることになります。まだ，2人の人間関係が十分にできていない場合は，「別に偉くなんかありません」と，心の中で反発されてしまう可能性もあります。
　「今日も朝早くからきているね」，これだと事実をそのまま伝えているわけですから，素直に受け止めてもらえる可能性が高まります。

感じたままのあなたの「気持ち」を伝える
　「笑顔がいいのは充実しているからだよね」，これでは相手のことを解釈してしまっています。「わかっていないな」と，心の中で思われる可能性があります。
　「あなたの笑顔を見ると元気が出てくるよ」，これは自分が勝手に元気を出しているわけですから，反発のしようがありません。相手に関心をもつことは大事ですが，あたかも相手をわかったような話し方は禁物です。

本当にそう思ったときに承認する
　元気づけようとして，表情が暗いにもかかわらず「笑顔がいいね」と言っても，相手は困惑してしまいます。「いい加減なことを言って」と思われるでしょう。コミュニケーションの基本は，くれぐれも承認などのスキルを使って相手を「コントロールしようとしないこと」です。
　自分が本当に思ったときに，本当に感じたときに，「気づいていますよ」というメッセージを届けること，どう受け止めるかは相手次第であるということ，このことを忘れないようにしておきましょう。

悩み 11 熱心にリハビリに取り組まない患者さんについ感情的になってしまうとき

対応策 「相手が期待に応える」というシナリオを捨てる

事例

自分で言うのも何ですが，「熱意のあるセラピスト」として患者さんたちに評価していただいています。患者さんが懸命にリハビリに取り組む姿を見て，私も頑張ろうと思って心から支援するのでよい結果も出ます。

しかし，一部のリハビリに熱心でない患者さんが苦手です。リハビリに誘っても休みたがる人，目標練習量の半分で終わりたがる人，「どうせもとには戻らないんだから」と悲観的な言葉を口にする人などです。いつまでたってもやる気になってくれない患者さんに，いけないとはわかっていても，ついイライラしてしまうこともあります。

コーチング思考

自作自演のひとり芝居を演じていないか

「熱意のあるセラピスト」と言われているとのこと，素晴らしいですね。患者さんの評価が仕事のやりがいにもつながりますね。そうであれば，なおさらこの問題はよく考える必要があります。

そもそも，なぜあなたは患者さんに対してイライラしてしまうのでしょうか？ 患者さんが熱心にリハビリに取り組まないからでしょうか？

でも，ほかのセラピストが全員そう感じているわけではないですよね。どんな患者さんに対しても冷静に対応している同僚もいるのではないでしょうか。

イライラするのは，患者さんが「熱心にリハビリに取り組む」とい

う「あなたの」期待に応えてくれないからなのです。それも，あなたの「勝手な」期待に対してですよね。

　人に対していらだつのは，「私はこんなに真剣にやっているのだから，あなたも真剣にやってね」とか「私はあなたのためにやっているのだから，あなたも一生懸命頑張ってね」といった期待と，患者さんが実際に反応する現実にギャップがあるからです。
　でも，期待に応えるかどうかは相手が決めること。相手に自分の感情をぶつけて，無理矢理やる気を出してもらうことなどできません。
　このことをよく考えてみると，「私は熱意をもって患者さんのリハビリをサポートする」，そして「患者さんはリハビリに熱心に取り組む」という自分が書いたシナリオ通りにものごとが進まない状況に対して，自分で勝手に感情的になっているだけなのです。
　自分の思い，自分の期待，自分の感情を真ん中に置いた，自分が主人公になった自作自演のひとり芝居なのです。イライラする原因は，患者さんではなく，シナリオ通りに劇を進めようとしている自分にあります。

シナリオを白紙にして相手の気持ちに寄り添う

行動のヒント

　このようなときは，自分で書いたシナリオを一度白紙にして，患者さんの気持ちに目を向けましょう。そこには，リハビリに熱心になれない患者さんなりの理由があるはずです。患者さんの気持ちを想像してみます。
　「きっと不安だろうな」「自尊心が傷ついているかもしれないな」「思うように回復しないのであせっているかも」。決してよいとか悪いとかの判断をくださずに，「そうかもしれないな」という気持ちで理解しようとします。
　人は，自分の気持ちをわかってくれる人に対して信頼を寄せます。患者さんと話をしはじめるのはそれからでも遅くはありません。

　「私はこんなに熱心にやっているのだから，あなたも熱心にやるべき」といった考えではなく，「自分は患者さんの力になりたいからやってい

るだけだ」こう考えると，相手がどのような反応を示そうが，自分がやっていること自体に喜びを感じてくるので，シナリオ通りに進まないことに対するイライラ感は少なくなります。

さらにもう一歩

「共感的理解」で相手の気持ちに寄り添う

　患者さんだって生身の人間です。思わぬ事故や病気で，突然身体の機能の一部が不自由になってしまったわけですから，心だって傷ついています。だから身体だけではなく，傷ついた心のリハビリも必要です。

　そのようなときに，「担当セラピストは，わかってくれている」と患者さんが感じることができれば，どんなに安心して，どんなに勇気づけられるでしょうか。そのためには，まず「相手の気持ちに寄り添うこと」が何よりも大切です。

　「気持ちに寄り添う」とは，コーチングで使われるコミュニケーション手法の1つで，平たく言えば「相手の気持ちを理解する」ということです。もともとはカウンセリングで使われている「共感的理解」という言葉と同じ意味です。

　「もし，自分が相手と同じ状況にあったとしたら，どういう気持ちになるだろうか」ということを，可能な限り相手の立場になって感じ取ろうとすることです。目の前の相手に向きあっているいまの自分の感情をいったん白紙にして，あくまでも「相手の状況だったら」という視点で「相手の気持ち」を感じようとします。

　同情と共感的理解とは，似ているようでまったく違います。共感的理解が「相手の気持ち」を感じることに対して，同情は相手に向きあっているいまの「自分の気持ち」として，「かわいそう」「つらそう」などと思うことです。

　共感的理解で相手の気持ちに寄り添うときには，

「そんなことがあったら悲しいだろうな」
「それは本当につらいだろうな」
「もどかしい気持ちでいっぱいなのでしょうね」

52

など,「相手の気持ち」として自分が感じたことを,1人でつぶやいてみます。

もし,そのつぶやきを患者さんに伝えることができれば,そのままの気持ちを伝えてみてもよいでしょう。あなたの言葉が自分の気持ちと一致したとき,人は「わかってくれた」と感じて,安心と信頼の気持ちをもちはじめます。

もちろん,相手の気持ちを完全に理解することはできませんが,相手の立場に立ってイメージすることはできます。これが,相手の気持ちに寄り添うということです。

さらに,相手の気持ちが理解できることで,あなた自身のストレスも軽減されるはずです。

相手の気持ちを理解するのに役に立つ方法として,自分自身に対して次のような質問をしてみるとよいでしょう。

- 機能が失われたことによって,患者さんはいまどんな気持ちだろうか
- 事故にあう前は,患者さんはどんな生活をしていたのだろうか
- 患者さんはどんな仕事をどんな思いでしていたのだろうか
- 患者さんの生きがいは何だったのだろうか
- 自分がその立場だったらどんな思いをするだろうか
- 機能を失った自分を受け入れなければならないときは,どんな気持ちなのだろうか
- 患者さんは一歩歩くために,どれだけのエネルギーを使わなければならないのだろうか
- 患者さんは少しでも機能が回復してきたら何をしたいのだろうか
- その喜びを誰と共有したいのだろうか
- 孫のように若いセラピストに,患者さんは本当はどのように接してもらいたいのだろうか

この人に学ぶ

演出指導の方法を変えた宮本亜門さん

ミュージカル,オペラ,歌舞伎など,ジャンルを超えて活躍されている世界的な演出家の宮本亜門さんの講演を聴いたことがあります。

彼は若い頃「役者は演出家の思い通りに動くべきだ」と思って,押しつける指導をしていたそうです。

しかし,ある舞台で,そのような亜門さんの姿勢に対してすべての役者が一斉に反発し,チームが崩壊の危機に陥ったことがあります。それ以来,役者1人1人の思いや考え方にじっくりと耳を傾け,全員で作品を作っていくことにやり方を改めたそうです。

そして,そのほうが圧倒的によい作品ができあがることにも気がついたとのことです。

リハビリも,患者さんとセラピストとの共同作品なのかもしれませんね。

12

悩み 他職種の人が非協力的でうまくいかないとき

対応策 名前を呼ぶことで「承認」の意思を伝える

> **事例** リハビリテーション病院に勤めて5年になりますが、他職種の人たちとよい関係を築くことの難しさを感じています。
>
> いま病棟で、食事指導に関する新しいプロジェクトを立ち上げようとしているのですが、一部の職種の人たちの理解が得られず思うように進んでいません。特にKさんは、いつも自分たちの都合ばかり主張して、ほかの職種のことを理解しようとしてくれません。話し方や表情も上から目線で、ほかのスタッフになら頼めることも躊躇してしまいます。
>
> Kさんのような人に協力してもらうには、どうしたらよいのでしょうか。

コーチング思考

まず、関係をよくしたいという気持ちを伝える

上司・部下のような上下関係の中には、仕事に対する連帯責任が含まれるため、ある種の運命共同体として、少しでもよい関係を築こうとする気持ちが無意識のうちに働きます。

これに比べて職場の横の関係ほど、思うようにならないものはありません。

今回のプロジェクトは、おそらく、理学療法士は患者さんの姿勢をよくするための改善、作業療法士は適した道具の使い方への改善、言語聴覚士はスムーズな嚥下のための取り組み、看護師は配膳や重症度に応じた食事のオーダーの改善など、それぞれの視点が異なることでしょう。

全体から見れば、患者さんをサポートするための運命共同体である

はずなのに,「そっちの責任でしょ」といった組織間の対立が発生しやすくなります。

　これは,お互いの業務を理解していないことにも起因します。決められた時間に患者さんと1対1で数十分間じっくりとかかわるセラピストと,24時間体制でチームとして患者さんをそのつどケアする看護師や介護スタッフとでは,患者さんへのかかわり方が違います。にもかかわらず,「うちはこうだから,あなたたちもそうして」と自分たちの基準を押しつけても,相容れないのは当然です。

　双方で責任を押しつけあい,お互い違った基準をもとに「相手に変わってもらわなければ困る」と息巻いたところでうまくはいきません。
　大切なことは,責任が誰にあるかとか,どちらが正しいかということではなく,「どうすれば少しでもうまくいくか」を考えて実行することです。
　このようなときには,人に何かを期待するのではなく,自分ができることを実行する気持ちが必要です。まずは何らかの行動で,相手との関係を少しでもよくしていこうという気持ちを伝えることです。

「名前」を呼ぶことで尊重の気持ちを伝える

　職種の違いとはいっても,根底にあるのは人と人との関係です。まず,こちらから相手を尊重しているというメッセージを伝えます。簡単ですぐにできる方法は,相手の「名前」を気持ちを込めて呼ぶことです。
　朝,顔を合わせたときに,
「おはようございます」ではなく「高木さん,おはようございます」
　仕事を頼むときに,
「これお願いします」ではなく「高木さん,これお願いします」
　お礼を言うときに,
「この前はありがとうございました」ではなく「高木さん,この前はありがとうございました」
　帰り際にすれ違ったら,
「お先に失礼します」ではなく「高木さん,お先に失礼します」

このような感じです。

　言葉を交わすときに自分の名前を呼んでもらえると、「高木という自分に対して声をかけてくれている」という気持ちをより強く感じます。
　自分の名前を大切にしない人はいません。名前を呼ばれて嬉しくない人もいません。自分のことを意識してもらっているという気持ちを強く感じます。

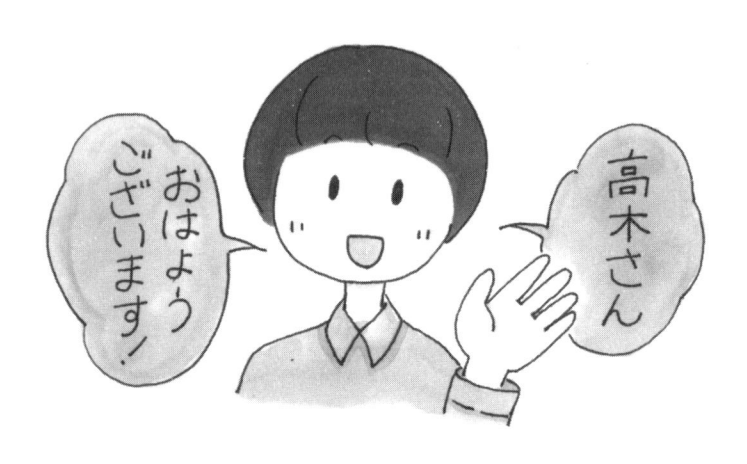

さらにもう一歩

「承認」で関係性をよくしてからリクエストを

　このように「相手の存在を認めていますよ」というメッセージを送ることは、すでに述べたようにコーチングでいう「承認」の1つです。「承認」は、一般的に使われている「同意して認める」という意味とは少し異なり、「相手がそこにいると気づいている」「あなたのことを意識していますよ」ということです。
　人は承認されると、自分の存在を認められたようで嬉しく感じます。また、承認してくれた相手に対して好感をもつこともあります。

　相手と何かを交渉しなければならないとき、コーチングでは「承認＋リクエスト」という方法を使うことがあります。いきなり何かをリクエストするのではなく、まず承認の姿勢で敬意を示して、関係性を少しでもよくしたうえでリクエストをするとうまくいきやすいということです。

最終的に，Kさんと仕事の協力体制について話をしなければならない局面がくるかもしれませんが，それまでに「承認＋リクエスト」の流れを作っておくとよいでしょう。

　「名前を呼ぶ」ですが，どうせならこれを機会にKさんだけではなく，身近な人すべてに対して名前を呼んで会話をする習慣を作りませんか？　おそらく，多くの人たちとよい人間関係を育むことができるでしょう。
　ただし，くれぐれも相手の名前を間違えないようにご注意を。

> **この人に学ぶ**
>
> **必ず相手の名前を呼び続けた人事部長**
>
> 　かつて私が勤めていた会社の人事部長は，女性のSさんという方でした。人事というだけで，敷居が高くて警戒されてしまいそうですが，Sさんは多くの社員から慕われていました。その秘密は，いつも相手の名前を呼んでいたからです。
> 　たとえば，社員の誰かが内線で「○○ですけど」とSさんに電話したときには，「はい，○○さん，こんにちは」と必ず相手の名前を呼んで応えていたのです。しかも全社員に対して，電話だけでなく，廊下などで会うたびに「○○さん，こんにちは」と名前を呼んでいました。
> 　単に「こんにちは」と返されるよりも，はるかに自分の存在を大事にしてくれているという気持ちになります。

第 3 章

相手を知れば
ストレスが減る

悩み 13 臨床実習の学生が何も質問をしてくれないとき (1)

対応策 「わからなくても大丈夫」で恐れを取り除く

事例 リハビリ病院に勤めて5年目になりますが、今年初めて臨床実習の学生の指導を担当することになりました。実務経験を通じて、少しでも仕事を学んでもらおうと思って、症例のリハビリなどについて一生懸命教えています。

理解を深めてもらうために、1日の終わりに質問の時間もとっているのですが、ほとんど質問がありません。「本当にわかっているの？」と聞いて初めて、小さな声でぼそぼそと質問をするような状態です。

このようなやる気のなさでは、せっかくの機会を十分活かせないのではないかと、少し残念な気持ちになります。

コーチング思考

質問しない理由に「恐れ」がある

私もあなたのような経験があります。一生懸命教えているのに反応がないのは、たしかにがっかりしますよね。自分が忙しいときなどは特にそう思います。

しかし、どんな人の行動にも、それぞれ理由があります。
質問しない人の理由の1つは、「質問しづらい」と感じていることです。やる気がないと決めつけるのではなく、実習生がどのような気持ちになっているのかに目を向けてみましょう。

実習生はこのように思っているかもしれません。
「この前質問したら、『さっき説明したじゃない』って言われて、ちょっ

と恐かったし……」

　質問はしたいのだが，その後に起きるかもしれないことへの恐れが行動を止めています。あなたも経験がありませんか？　学会や研究会で質問しようかなと思っても，もし的外れの質問だったら恥ずかしい，目立とうとしていると思われたくない，レベルの低い質問だと笑われたくないなどの不安が頭をよぎり，ためらってしてしまうことって。

　これと同じようなことが，実習生にもあなたの反応を過剰に意識することで起きる恐れがあります。質問をすることによって，理解していないことを知られるのが恐い，同じことを聞くと叱られるかもしれない，甘えていると思われるかもしれないなどの不安があると，いくら促されても防衛反応が働いて質問をすることができないのです。

第3章　相手を知ればストレスが減る

行動のヒント

起きるかもしれない不安を取り除く

　いま，指導担当者としてのあなたに必要なことは，実習生の不安を取り除くためのコミュニケーションをとることです。
　普段から，
「一度にすべてを覚えられないのはあたりまえだよね」
「私もそうだったし」
「何度でも説明するからね」
などの言葉とともに，サポートしたいというあなたの意思を伝えておきます。
　指導担当者の中には，実習生によいところを見せようとして，何でもできるスーパー・セラピストになろうとする人もいます。しかし，そういう人に限って，実習生からは「あの人，質問するような雰囲気じゃない」と思われていたりします。むしろ失敗談などを話して，「先輩でもそういう時期があったのですか」と思ってもらえるぐらいが，安心感を抱いてもらううえではちょうどよいのです。
　質問への恐れが薄れてくると，わからないことに対して少しずつ質問ができるようになります。
　実習生に少しでもよい変化が見られたときには，そのことを次のような言葉ではっきりと伝えてあげましょう。

「だいぶん質問をするようになったね」
「それはいい質問だね」
「わからないことをそのままにしない姿勢はいいよ」などです。

　また，時々こちらから質問もしてみます。そのときは，たとえどのような答えが返ってきたとしても，「わかっていないな」とか「さっき説明したでしょ」などの攻撃的な反応をせずに，答えようとしてくれた姿勢を認めます。もし間違いがあれば，もう一度丁寧に説明することによって理解を深めます。

　このようなかかわり方を通じて，自分は受け入れてもらっているという安心感を実習生にもってもらうことが大切です。安心感が生まれると，自然と会話や質問の数も増えてくるでしょう。

　質問をしない相手を責めるのではなく，質問できない雰囲気を作っているかもしれない自分に目を向けてみることが大切です。

　質問ができない実習生に対しては，このような言葉をかけるとよいでしょう。

安心感を与えるための10の言葉

1. 私も以前はなかなか積極的に発言ができなかったから，気持ちがわかるわ
2. 私の説明をうなずきながら聞いてくれたので話しやすかったわ。ありがとう
3. 「質問して」と言われても，たいていの人はすぐには出ないものよね
4. 変なことを聞いて「バカじゃないの」って思われやしないか，心配になるわよね
5. 「いまさらこんなことを聞いていいの？」って思うことでも遠慮せずに聞いてね
6. 私も質問に答えることで勉強になるから，何でも聞いてね
7. ゆっくり考えてね
8. 「わからない」と言っても大丈夫
9. 何がわかって何がわからないかを，一緒に考えましょう
10. 私は，○○の部分が難しかったかな，と思ったけれど，どうだった？

さらにもう一歩

信頼関係を築くための「じりきのステップ」

　リーダーとメンバーとの信頼関係のレベルは，仕事の質に大きな影響を与えます。まだ十分に信頼関係が築けていないメンバーに対して，リーダーはどのようにかかわっていけばよいのでしょうか。

　信頼関係構築には，実は3つのステップがあります。

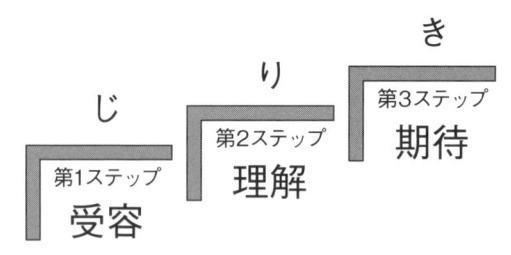

```
                                        き
                            り      ┌── 第3ステップ
                 じ      ┌── 第2ステップ   期待
              ┌── 第1ステップ   理解
                 受容
```

図1　信頼関係を築くための「じりきのステップ」

　リーダーがすべき第1のステップは**「受容」**です。

　すなわち，相手を1人の人間として尊重して受け入れることです。メンバーは自分がリーダーからどう見られるのか不安です。そのようなときに，いきなり「さあ，腹を割って話しましょう」と言っても，「いやいや，うかつにものは言えないな」と思われてしまい，本音の会話はできません。

　したがって，リーダーはまず，自分とかかわっても安全であることを理解してもらうために，メンバーの考え方や価値観などをいったん受け入れる必要があります。

　メンバーの話には，しっかりと耳を傾けます。メンバーが，どのような気持ちでそう考えているのかといった，気持ちへの配慮も大切です。この段階では無理に否定も肯定もする必要はありません。話をしてくれたことへの感謝を伝えながら，「そうなんだ」と受け止めます。

　何度かこのようなやりとりをしていくと，メンバーは，このリーダーは自分のことをわかろうとしてくれると感じて，徐々に安心感が芽生えてきます。

　安心感が生まれてきたメンバーに対する第2ステップは**「理解」**です。すなわち，メンバーの考え方や価値観を「受け入れ」た後で，「理解」しようとします。

　理解というのは，決して相手の話に同意したり納得したりすることではありま

せん。相手がどのような背景でその考え方をしているのか，なぜそのような価値観をもつようになったのかなどに対して，関心を向けることです。

同時に，自分の価値観や考え方を伝えることによって，自分に対するメンバーの理解を促します。くれぐれも「私が正解だから」といった押しつけではなく，それに対してどのように感じるかを聞かせてほしいといった双方向のコミュニケーションを心がけます。このステップを通じて，リーダーとメンバーとの相互理解を進めます。

そして，第3のステップが**「期待」**です。

お互いが部分的にせよ理解しあえるようになってきた関係を踏まえて，リーダーはメンバーに自分が期待している役割や仕事の水準を伝えます。

さらに，それらをどのようにして達成していけばよいかということをともに考えます。受容と理解のステップを通じて，信頼関係が一定のレベルに達していれば，メンバーはリーダーの話に耳を傾けるはずです。

いくら受容して理解しても，このステップがないとメンバーが前に進んでいくための推進力に欠けます。メンバーとの関係は良好に見えますが，メンバーの向上心や成長意欲が刺激されないまま日々を過ごすことになりかねません。

さまざまな職場を見ていると，いきなり「期待」のステップから入ろうとするリーダーも少なくありません。

しかし，信頼関係ができていない段階でこれを行うと，ハードルの高い内容であったり，自分が必ずしもやりたいものではなかったりした場合に，素直に受け入れてもらえずに反発されてしまうことがあります。

「受容」で安心感を与え，「理解」で考え方を知り，「期待」で伝えたいことを伝える，この「じりきのステップ」を通じて，徐々に信頼関係が築かれていきます。

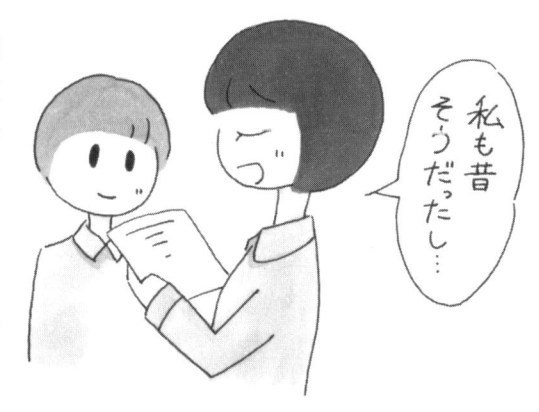

悩み 14 臨床実習の学生が何も質問をしてくれないとき（2）

対応策 学習を促進するために，こちらから質問をする

事例
もう1人の実習生ですが，やはり積極的に質問をしてくれません。こちらの説明にはしきりにうなずいているので大丈夫かなと思っていたのですが，後になって大事なことをほとんど理解していないことがわかりました。

毎回，「質問はない？」と尋ねているので，わからないなら質問をしてほしかったのですが，もうがっかりです。

最近の学生は，わかっていないことを隠そうとするのでしょうか。

コーチング思考

問題解決のためには「目的」に立ち返る

人が質問をしないもう1つの大きな理由は，「そもそも何を質問してよいのかがわからない」です。

実習生はこのようにつぶやいています。
「質問って言われても，一度にたくさんのことを説明されて，何が何だかわからないのに……」

短期間で新しい情報を大量に与えられたときなどに，このようなことが起きます。いったいどこから理解すればよいのか，全体像はどうなっているのか，要求されている理解レベルがどこまでなのかなどが混沌としているため，どのように質問してよいのかがわからないのです。

いま，あなたは，実習生が質問をしないという現象面に目を向けていますが，そもそも臨床実習の目的が何かをもう一度考えてみましょう。それは，決して質問してもらうことではなく，体験を通じて「必要なことを正しく学習してもらう」ことです。

　質問をするのはそのための1つの手段なのですよね。質問しないことを何とかしたい，という考えをいったん脇に置いて，「必要なことを正しく学習してもらう」ため，あなたができることに視点を移してみましょう。

行動のヒント

「正しい学習のために」こちらから質問をする

　私たちは，自分でわかっていることは，説明すれば相手もすぐにわかるという錯覚に陥ることがあります。

　でも，自分自身の過去を振り返ってみてください。1回説明されただけでは，何のことやらさっぱり理解できなかったことって，結構ありませんか。実習生もそのような状態かもしれません。

　教えようとしていることを，かつて自分が教わった時点までさかのぼって，そのときの気持ちと言葉で伝えることがポイントです。

　「何がわからないかが，わからない」実習生には，こちらから質問をすることで学習を助けます。

「いまの件だけど，なぜそうする必要があったと思いますか？」
「このようなとき，あなただったらどうしますか？」
「ここまでで理解できていることは何ですか？」

　このような質問を投げかけて，考えてもらいます。自ら答えを考えることによって，断片的であれ，1つ1つの理解の積み上げを図ります。相手の理解度を把握しながら，足りない部分を補足することによって，さらに理解の積み上げを図ります。

　その途中で，「それでは，ここまでで，まだわからないことは何かありますか？」と質問を促すとよいでしょう。

　自分が何を理解しているかが少しずつ明確になってくると，今度は

理解できていないことが見えてきて，次第に質問できるようになります。くれぐれも，理解力のなさを責めたり，詰問にならないように配慮したりすることが，相手から質問を引き出すうえで大事なポイントです。

質問させることが目的ではなく，必要なことを正しく学習してもらうことが目的であることを忘れずに指導していくと，あなたの指導にも幅が出てきますよ。

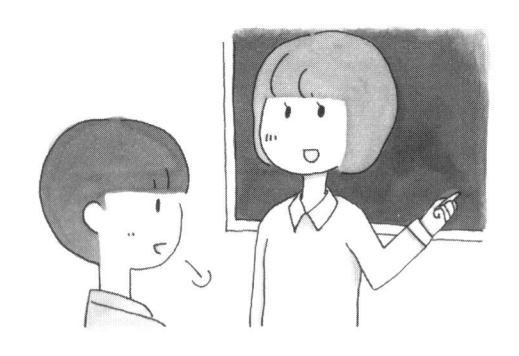

さらにもう一歩

「オートクライン」を起こして理解を深める

あなたはこのような経験がありませんか。人と話しているうちにだんだんと頭の整理がついてきて，「ああ，そういうことか」とか「わかったわかった」と，1人で相槌を打ってしまうようなこと。「あるある」って思われる方は結構多いのではないでしょうか。

なぜこのようなことが起きるかというと，人の脳は，自分で発した言葉を誰の言葉よりも一番よく聞いているからです。自分の言葉が自分の脳を刺激して，自分で気づきを起こしたり理解を深めたりするという脳のメカニズムです。これをコーチングでは「オートクライン」と呼んでいます。

実習生や新人の後輩の指導をするときには，相手の気づきや理解を促すために，「オートクライン」が起きるような質問をするとよいでしょう。

人は何かを質問されたとき，脳が無意識のうちに答えを記入するための空欄を頭の中に作ります。空欄があるとそれが気になるので，何とか埋めようとして，

ああでもない，こうでもないと，思いついた言葉を口から発します。

　しばらくこのようなことを繰り返しているうちに，オートクラインによって，「ああ，そういうことか」という気づきを起こすのです。

　1日の終わりのタイミングで，このような質問をしてみるとよいでしょう。

「今日1日やってみた感想は？（何でもいいから）」
「今日1日で気づいたことは？（小さなことでもいいから）」
「今日あなたが学んだことは？（どんなことでもいいから）」
「もう少し知りたいなと思うことは？（もしあれば）」
「今日の仕事で，よく理解できたことは？（もしあれば）」

　できるだけ相手が答えやすいような質問を，気持ちよく自由に話せる雰囲気で行います。もちろん傾聴の姿勢で相手の答えを聞きながら，より具体的な話になるように，うまく質問を続けてあげましょう。

　人には学びの機会が3回あります。人から話を聞いたとき，そのことを人に話したとき，それを実践したときです。質問をして，自分の口で話をしてもらうことによって，2つ目の学びを手助けすることになるのです。

　なお，オートクラインとは，もともと医学用語で「自己分泌」という意味です。つまり，細胞から分泌された物質がその細胞自体に作用することですが，そこからコーチングでは，自分の発した言葉が自分自身の気づきや理解に作用する意味に使われています。

この人に学ぶ

将棋の羽生善治氏の育成哲学

　将棋界で史上初の「タイトル七冠独占」を成し遂げた羽生善治氏は，著書『大局観―自分と闘って負けない心』（角川書店）で，後輩の育成についてこう述べています。

　「将棋を教える時に肝心なことは，教わる側は何がわかっていないかを，教える側が素早く察知することだと考えている。（中略）個人的には，1回だけの説明で理解してもらえるケースというのは，実はとても少ないのではないかと思っている」

　とかく一流の人は「なぜこんなことがわからないんだ」と思ってしまいがちですが，天才棋士と言われる羽生氏でさえ，相手のレベルを察知してそれに応じた指導法をとっているのです。

15

悩み 勉強会を提案してもメンバーの賛同が得られないとき

対応策 自分本位ではなくメンバー本位の勉強会にする

> **事例** 今年から病棟のリーダーになりました。以前からメンバーの専門性をもっと高める必要性を感じていたので,勉強会の計画を作り,週1回業務終了後に1時間の勉強会をはじめることを伝えました。
>
> しかし,その後メンバーのうちの2人がやってきてこう質問するのです。「勉強会は強制ですか？」残業代もつかないし,できれば早く帰りたいとのこと。「やる気あるの？」と聞いてもまともに答えてくれません。
>
> 彼らのためを思ってやってあげているのに,やる気のなさにがっかりします。かつての私だったら喜んで参加したのに。

コーチング思考①

人は相手の都合ではなく「自分の都合」で動く

リーダーとしてメンバーのスキルアップを願い,できる限りのサポートをしようという気持ちは素晴らしいですね。自分たちのことを思ってくれているリーダーのもとであれば,本来メンバーは喜んで勉強会に参加するはずです。でも,なぜあなたのケースでは消極的なのでしょうか。メンバーの心の声を想像してみましょう。

勉強会に参加したくない理由

- テーマが自分が勉強したい内容と違う
- はじまる時間が遅すぎる
- 頻度が多すぎる
- 仕事でいっぱいいっぱいで,勉強会まで参加する余裕がない

- 職場の雰囲気が悪い
- 自分にも順番が回ってくるのが嫌
- 家族の食事を作らなければいけない
- 子どもを保育園に迎えに行く時間
- 勉強会とはいえ説教をされるのが嫌
- 習いごとや趣味の時間をもちたい

　かなりの人は，勉強会そのものに否定的なわけではありません。しかし，やり方や内容に不満があると，参加することに否定的になります。
　そのような人に，いくら勉強会の意義を力説しても効果はありません。人は他人の都合で動いているわけではなく，「自分の都合」で動いているからです。しかも，やり方が一方的すぎると心理的な抵抗感をもってしまいます。
　メンバーの成長をサポートしたいという思いが強すぎるリーダーは，成長させようとして，ついつい自分の基準でものごとを進めてしまうため，事例のようなことが起きてしまいます。
　セラピストのような専門性の高い仕事をされている方は，一般的にスキル向上に高い関心をもっているので，やり方さえ間違わなければ，よい勉強会ができるのではないでしょうか。
　参加に消極的なメンバーに不満をもつのではなく，メンバーの意見を反映して，メンバーが進んで参加したくなるような「メンバー本位の勉強会」を提案できないか考えてみます。

リーダーとメンバーは向きあうのではなく同じ方を向く

コーチング思考②

　「どのような勉強会なら参加したいか」というメンバーの意見をくみ上げます。しかし，無条件にそれを取り入れるのではなく，自分の考えと擦りあわせて，両者が納得できるような形を作ることが大切です。
　リーダーが一方的に勉強会を提案したときには，「なぜ参加しないの」というリーダーと「一方的に押しつけないでほしい」というメンバーが，お互いに向きあっている状態です。しかし，両者で意見を出しあって考えたものであれば，メンバーとリーダーは一緒に勉強会の方を向いています。
　仕事においては，リーダーとメンバーは向きあうのではなく，共通

の仕事や目標，つまり同じ方向を向くのがあるべき姿です。このような関係ができあがれば，きっと素晴らしい勉強会になると思います。

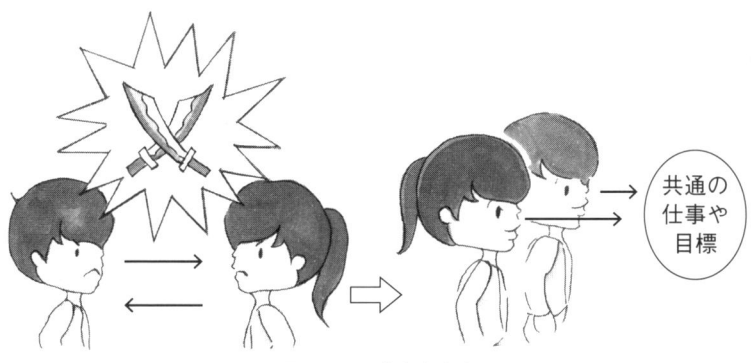

図2　同じ方向を向く

メンバーとニーズを共有するための「相手本位の質問」

では，メンバーに対してどのような質問のしかたをすれば，ニーズを共有することができるのでしょうか。やはりここでも，「自分本位の質問」ではなく，「相手本位の質問」をすることが大事です。

まず，ついついしてしまう「自分本位の質問」の例です。質問の形をとっていますが，自分を正当化するための詰問や非難になっており，無言の圧力をメンバーに与えてしまいます。

詰問や非難になってしまう「自分本位の質問」

- なぜ参加したくないの？
- 何とか時間調整できないの？
- 成長したくないの？
- 何か不満なの？
- じゃ，どうやって1人前になるつもりなの？
- 未熟だということをわかっているの？
- 私がどれだけあなたのことを考えていると思っているの？

反対によい質問は，「どのような勉強会なら参加したくなるの？」という「相手本位の質問」です。質問に答えてくれるメンバーの話は，

もちろん傾聴の姿勢で聞きます。

メンバーのニーズを理解する「相手本位の質問」

- テーマはどのようなものがいいと思う？
- どの時間帯なら参加しやすいかな？
- 頻度はどれぐらいがいいと思う？
- 仕事や家庭の負担にならないようにするためのアイディアはある？
- どのように運営すればいいと思う？

　ヒアリングをきっかけに，さらに一歩進んでメンバーを巻き込んでしまう方法もあります。スキルアップしたいという気持ちがメンバーにあるのなら，勉強会の企画と運営を何人かのメンバーにまかせてしまうのです。人は，自分で考えたことには前向きになりますので，より参加率の上がる勉強会になると思います。

さらにもう一歩

ちょっとした「しぐさ」が誤解を生む

　人の姿勢や態度は重要なコミュニケーションの一部です。相手はあなたの言葉だけでなく，視線や姿勢などのすべてから，あなたがどのような気持ちでそこにいるのかを判断しようとします。

　言葉によるコミュニケーションを言語コミュニケーション，表情や身体の動きによるコミュニケーションを非言語コミュニケーションといい，どちらもコミュニケーションの重要な要素です。

　非言語コミュニケーションの中でも，本人が無意識のうちにとっているちょっとした「しぐさ」が，その気はなくても相手に不安や不快感を与える可能性があります。ここでは，相手の話を聞くときに注意すべき「しぐさ」をいくつか紹介します。

話を聞くときに誤解を与える「しぐさ」の例

しぐさ	→	相手の印象
足を組んで椅子にふんぞり返る	→	威圧的
パソコンを見ながら聞く	→	真剣に聞いていない
腕を組んで聞く	→	上から目線
眉間にしわを寄せて聞く	→	非難されている
無表情で聞く	→	どう思っているのか不安
頻繁にうなずきすぎる	→	形だけしか聞いていない
話を聞きながら何度も時計を見る	→	早く終わらせたい
ペンで机をコツコツと叩く	→	イライラしている
首をひねる	→	わかってくれていない
ニヤニヤしながら聞く	→	馬鹿にしている
メモの取り過ぎ	→	記録に残されたくないのに

この人に学ぶ

意見交換は日本人の気づかいの心

　大正時代から続く老舗の料亭に生まれ、日本人の「気づかいの心」について全国で講演をされている上田比呂志さんは、米国のディズニーで働いた経験なども踏まえて、徹底した意見交換の重要性を説いています。

　「自分の力だけでなく、積極的に他の人の協力も仰ぎ、自分にはないアイデアを借りる。周りを巻き込み、一人では絶対にできなかったようなことを実現する。その中で、人間というのは自分の足りないものを知り、新しい考え方や能力をどんどん吸収していき、器が大きくなっていくと思うんです。」(『ディズニーと三越で学んできた日本人にしかできない「気づかい」の習慣』、上田比呂志、クロスメディア・パブリッシング)

　リーダーがすべてを自分で仕切ろうとするのではなく、メンバーの力を借りながらものごとを進めていこうとしたとき、両者が同じ方を向きチームの一体感が高まります。

16

悩み 会議に遅れる部下を叱ったら落ち込んでしまったとき

対応策 行動変容のために「フィードバック」を行う

> **事例** 仕事について2年目になる部下のFさんのことです。新人の頃は，自信なさそうにおどおどとしたところがあったのですが，その後仕事も順調に覚え，最近では表情にも自信が見られるようになってきました。
>
> しかし，定期的なカンファレンスにたびたび遅れてくるのです。昨日も，10分近くも遅れてきたため，終了後にきつく叱りました。せっかくの機会だと思い，ほかにも気になっていたことをまとめて指摘もしました。
>
> 「すみませんでした」と頭を下げたので，言ってよかったと思っていたのですが，今朝から元気がありません。また，昔のおどおどした態度に戻ってしまったように感じます。
>
> 叱ることは部下育成上必要だという考え方は間違っていたのか，悩んでしまいます。

コーチング思考

部下に必要なのは学習の機会

　部下育成のために，叱るかどうかを悩む上司が最近増えてきています。

　上司が叱ってくれたおかげで自分は成長できたと思っている人が，部下を同じように叱ると急に落ち込んでしまったり，ひどい場合には辞めてしまったりするので戸惑っているのです。

　時間にルーズなFさんの行動は，業務管理の点から見過ごすことはできません。それによって，患者さんや関係者に迷惑をかけることになりかねないからです。

Fさんの育成の点からも同様です。自分が不適切な言動をとっていることに気づいていなかったり，わかっていてもその影響を軽視したりしていることがあるからです。

　しかし，部下であるFさんにとって本質的に必要なことは，叱責でもなければ罰でもありません。「学習」の機会です。

　叱ることがよいか悪いかということをいきなり考えるよりも，どうすれば正しい「学習の機会」を与えることができるかを考えます。

　「叱ること」，すなわち声をあらだててとがめることが，学習のための最適なコミュニケーションかどうかは相手によります。きつく言われても，それで気がつき，叱られた内容をすぐに学習へと変える力のある人には，叱っても構わないでしょう。叱ることで学習の機会を設けるという目的が達成できるからです。

　一方で，言われた内容よりも，きつく言われたこと自体がショックで落ち込んでしまう人もいます。こうなると，学習の機会を設けるという本来の目的は果たせません。

　このような人には，「フィードバック」というコミュニケーション手法があります。「自分のまつげは自分では見ることができない」というたとえのように，自分のことなのに自分では見えないことを，第三者の目として伝えることです。

行動のヒント

相手の鏡となった「正しいフィードバック」をする

　フィードバックという言葉を聞いたことがある人は多いと思います。しかし，相手の間違いを指摘する，不手際を責め立てる，理解できないことを詰問する，つまり，相手の未熟さを厳しく指摘することをフィードバックだと思っている人が少なからずいます。

　これでは，指摘される内容がたとえ正しかったとしても，心の弱い人は心理的にダメージを受けてしまいます。人の機能を回復する仕事をしている人が，一方で身内の人の心にダメージを与えている姿は見るに忍びません。

　フィードバックとは，一言で言うと「相手の鏡」となることです。

鏡となることによって2つの事実を相手に伝えます。

① 相手の言動をできるだけ具体的な事実として伝える
② それに対して自分はどう感じているかという事実を伝える

　まず,「いつも遅れてくるじゃない」とか「時間にルーズだね」などの抽象的な表現ではなく,「今日の会議には10分遅れたね。これで3回目だよね」と,自分の主観や解釈を入れずに具体的な事実を伝えます。相手が「はい,その通りです」と受け止めやすくするためです。
　次に,「私は,あなたの時間管理に工夫の余地があるように感じています」と,自分が感じている事実を伝えます。相手がどう思おうが,自分が感じていることは事実なので,相手も「ああ,そう感じているんですか」としか言いようがないでしょう。
　この2つの事実を伝えたうえで,相手がどう思うかを聞きます。

　さまざまな反応が返ってくるでしょう。
　「申し訳ありませんでした,遅れないように注意します」と素直に理解する場合,「だって,書類作成が追いつかなくて」と言い訳をする場合,「遅れてくるのは私だけじゃないですよ」と居直る場合。
　どのような話であっても,相手の反応に巻き込まれないように注意しながら,いったん冷静に受け止めます。
　ひととおり聞いたところで,「色々思うところはあるかもしれないが」と前置きしたうえで,「どのような状態が望ましいのか」ということをあらためて確認し合います。当然,「遅れずに参加する」ということになるでしょう。
　このようにして,フィードバックでは,望ましい状態と,現状を両者でしっかりと押さえることがポイントとなります。

　ここまで合意したうえで,どうすれば現状を望ましい状態に近づけることができるか,つまり「遅れずに参加できるようになるか」ということを,共通の目的として話しあいます。自分がサポートできることがあればそうするという意思も伝えます。

① 望ましい状態　→　毎回遅れずに参加する
② 現状　→　3回遅れてきた
③ ギャップを埋めるための方法を考える

　Fさんが注意を払うだけで済むのであれば、それで解決です。しかし、時間的な制約や特殊な事情がある場合、さらにはFさんが会議の重要性を理解していない場合には、それに応じた話しあいが必要です。Fさんを非難したり脅したりする「向きあった関係」ではなく、2人にとって共通の目的を前にして「ともに同じ方向を向いた関係」を作るのがフィードバックの目的です。

　この過程を冷静に行うことで、「叱る」というコミュニケーションを使わずに、Fさんに学習の機会を与え、主体的な問題解決を促すことができます。フィードバックが、できないことを指摘することのみの手段として使われている職場は、信頼関係が生まれにくい職場です。一方で、フィードバックが、ともに問題解決をするための合意形成、行動支援の手段として使われている職場は、信頼関係が生まれやすい職場でもあります。

正しいフィードバックのための注意点

　フィードバック（Feedback）の語源は、一説によると「戦地で大砲を撃ったときに、双眼鏡をもった観測手が砲弾の着弾点が目標からどれくらいずれているかを射手に伝える」ということです。受け取ったフィードバックに応じて撃ち方を調整して、最終的には目標に当てることになります。

　コミュニケーションにおけるフィードバックの目的は、いまの自分の状態を正しく認識してもらい、望ましい状態へ向かうために行動変容を起こしてもらうことです。

　効果的なフィードバックを行うためには、いくつかの注意点があります。

① 問題を感じたら迅速に行う

「先月のことだけどね」と言われてもピンときません。会議に遅刻したことを取り上げるのであれば，会議の直後か遅くとも翌日中がよいでしょう。

② 非難するのではなく事実を伝える

「ダメじゃない」などと非難されると，人は防衛反応で言い訳に走りやすくなります。話を受け止めてもらうためには，ありのままの事実を伝えることに注力します。

③ 能力や価値観に言及しない

「そんな考え方をしているからうまくいかないんだ」とか「仕事を何だと思っているんだ」など，自分の能力や価値観に言及されると，人は反発したくなってしまいます。あくまでも，問題を起こしている人間ではなく，起きている問題に焦点を当てます。

④ 相手を分析しない

「あなたは仕事が重なると，時間にルーズになってしまう性格だよね」などの分析をされると，「あんたに何がわかる」とか「大きなお世話だ」と，やはり反発されてしまいます。一方的に不用意な分析などせずに，相手が自分のことを考えることを待ちます。

⑤ 具体的に伝えるが語気に注意する

事実を事実として受け入れてもらうためには，「会議に遅れがちだね」などという抽象的な言い方よりも「今日，会議に遅刻したよね」などの具体性のある言い方が適しています。しかし，「会議に遅刻したでしょ！」と，強い口調で話すと，その時点で非難されていると受け止められます。コミュニケーションは内容だけでなく，表情や口調によって伝わり方が異なるので，あくまでも冷静な姿勢を貫きます。

⑥ 話せる場所を選ぶ

人に話声が聞こえるような場所や，人の目が気になったりするような場所では，落ち着いて話ができずに，本音で語りあうこともできま

せん。会議室や話し声が聞こえない場所を選ぶ配慮をしましょう。

⑦ 人と比べない

「Bさんはいつも5分前にはきていますよ」など人と比べられると，自分が相対的に低く見られているように感じたり，「Bさんだって」とBさんの欠点を探したりしてしまいます。人と比べるのではなく，あくまでも相手のことに集中します。

⑧ 具体的な行動を促す

フィードバックの先に期待するのは，相手の行動変容です。「もっとしっかりしてよ」とか「真面目にやっているの」などの抽象的な非難は，まったく問題解決に役立ちません。

どのように行動を変えるかを相手に考えてもらい，自分がその行動をどのようにサポートできるかを相談します。このときは，できるだけ相手の意思を尊重します。人は人から押しつけられたことには反発しても，自分で決めたことには素直になるからです。

問題点を指摘するだけが上司のすべきことではありません。正しいフィードバックを通じて，ともに問題解決に向けて力をあわせることが，上司と部下の信頼関係を深めて，部下の成長を促します。

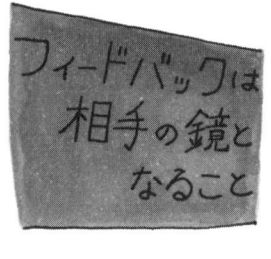

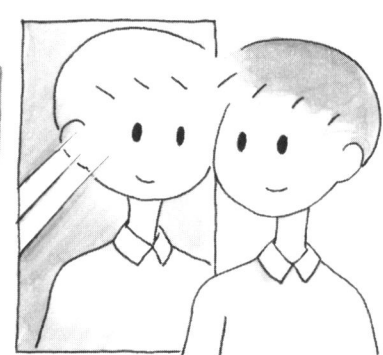

17 悩み 仕事が遅い部下にストレスを感じているとき

対応策 自分の得意なことで貢献してもらう

事例 部下のGさんにイライラする毎日です。いわゆる「いい人」で，真面目に一生懸命やろうとしていることはわかるのですが，小さなことでも決めるのに時間がかかり，そのせいで仕事がいつも遅れがちなのです。
「迷ってないでさっさと決めなきゃダメよ」と言い続けているのですが改善しません。先日は，自分の仕事ができていないにもかかわらず，人の仕事をニコニコしながら手伝っていたりして。そのときは，思わず声を荒げてしまいました。
彼女も，自分から私には話しかけてきませんし，私のことを「特定の人だけをかわいがっている」と嫌っているようです。

コーチング思考

自分が変われば相手が変わる

あなたの悩みを聞いて，ハッとしました。なぜなら，私がGさんと同じような性格だからです。

初めて介護の仕事をしたとき，介護班長の上司から，「もっと早く」「どんどん決めて」「何ぐずぐずやっているの」と言われ続けてきました。しかし，性格的にそれができない私は，どうしていいかわからずに，ただオロオロするばかりでした。上司はますますいらだち，必要以上に私に対してつらく当たるようになり，ついに私は彼女の下で働くことが大きなストレスとなったのです。でも，いま思えば，彼女も思うようにならない私にストレスを抱えていたのですね。

私の場合，あることをきっかけとして彼女との関係が改善しました。
　介護の仕事は，日勤・早番・夜勤の3交代制で，あらかじめ決められた職員の勤務表に従って行われますが，この勤務表作成がとても大変なのです。皆が公平に土日祝日を休めるようにとか，週3回の入浴日には勤務する職員の数が多めになるようにとか，あるいは同じ日に勤務する職員の年齢的なバランスがとれるようになど，まるで複雑なパズルのような作業です。介護班長はこの勤務表作成にいつも頭を悩ませていました。
　私はそのような仕事が比較的得意だったので，ある日，彼女の勤務表作成を裏方として手伝ってあげました。職員の希望を取り入れながらも，できるだけ公平な勤務表ができあがり，皆からも喜ばれ，介護班長も面目躍如となりました。
　彼女は，「あなた，仕事は遅いけど，この件は助かったわ」と，それ以降も，この仕事を私にまかせてくれるようになり，2人の関係は徐々に好転していきました。これは，自分が変わることで相手の態度が軟化した1つの実例です。

部下が得意なことを一緒に探す

行動のヒント

　私やGさんのような性格の人は，少なからずいます。慎重すぎて決めることができないので仕事が遅れがちになり，心配性で同じことを何度も聞いてしまいます。そのくせ，困っている人を見捨てておけず，自分のことを差し置いてでも人の世話を焼いてしまいます。周りからみたら，確かにイライラしてしまうかもしれませんね。

　しかし，まずはそのような性格の人もいることを理解しましょう。上司は，それをわかったうえで，部下に対する接し方を工夫することが必要です。Gさんのような人は，相談，協力しながら仕事をしていくことを望んでおり，1人にされることに不安を感じます。困っていることや戸惑っていることがないか，こまめに声をかける必要があります。よい仕事をしたときには感謝する，話をせかさずにじっくりと聞いてあげながらも，決めるためにときにはそっと背中を押してあげることも必要です。

> そのようにして，相手を受け入れる姿勢を示したうえで，Gさんが得意なこと，貢献できそうなこととは何かを一緒に考えてみたらどうでしょうか。力関係からいって，なかなかGさんのほうからあなたに歩み寄ってくることは難しいでしょうから，あなたから働きかけるとよいでしょう。

さらにもう一歩

相互理解を深めるための「ジョハリの窓」

　もしあなたが，自分とは性格のまったく異なるGさんのことが少しでも理解できるようになったとしたら，もうそれだけで，2人の関係は改善に向かいます。同じように，相手にも自分のことをわかってもらうと，さらによいですね。良好な人間関係のためには，このような「相互理解」が必要です。

　ここでは，相互理解のために役に立つ「ジョハリの窓」という考え方を紹介します。図3のように自分のことを，「自分が知っている自分」と「自分が知らない自分」，さらに「人が知っている自分」と「人が知らない自分」で分類して4つの窓を作ります。

　「開放の窓」は，自分も人も知っている自分です。たとえば，自分のことを自分では行動的だと思っていて，人もそう思っているような，両者に食い違いのない自分情報です。この窓が広いということは，自己評価が適切にできており，人も自分のことをよく理解してくれていることになります。相手との間で，円滑なコミュニケーションを図りやすくなります。

　「盲点の窓」は，人は知っているが自分は知らない自分です。というのも，人は，自分のことであるにもかかわらず，意外と自分ではわかっていないこともあるのです。ここが広いと，自分について客観視できていない領域が広いということになります。視野が狭くなり，自分勝手な思い込みが強くなりがちです。

　「秘密の窓」は，自分は知っているが人は知らない自分です。この領域が広いと，人が知らない自分がたくさんあるということになります。人から秘密主義者のように思われたり，誤解を受けたりすることもあり，円滑なコミュニケーションが阻害される危険性があります。

「**未知の窓**」は，自分も人も知らない自分です。ここは，自分を含めて誰も知らない自分ですから，まだ表に現れていない潜在的な力が眠っている可能性のある領域です。

　自己理解を深めるためには，**図4**のように，「開放の窓」を右方向に広げて「盲点の窓」を小さくすればよいのです。そのためには，人からフィードバックを受けることが有効です。自分の普段の言動について，相手にどのように見えているかを，そう思う理由とともに聞いてみるとよいでしょう。
　また，自分のことを相手に理解してもうことも大切です。これは，「開放の窓」を下方向に押し広げて「秘密の窓」を小さくするということです。人が知らない自分のことを伝えること，すなわち自己開示が有効です。自分の性格やものの考え方，人からもらったフィードバックなどを，押しつけにならないよう気をつけながら素直に相手に伝えます。
　フィードバックと自己開示によって，開放の窓が右と下に広がっていくと，自分のことについて，自分自身も相手も正しく理解することが増えていきます。お互いが，このような姿勢で接することができれば，そこに相互理解が生まれ，チームメンバーとの良好な関係や，他職種とのスムーズな連携につながっていくでしょう。

	自分が	
	知っている	知らない
人が 知っている	開放の窓	盲点の窓
人が 知らない	秘密の窓	未知の窓

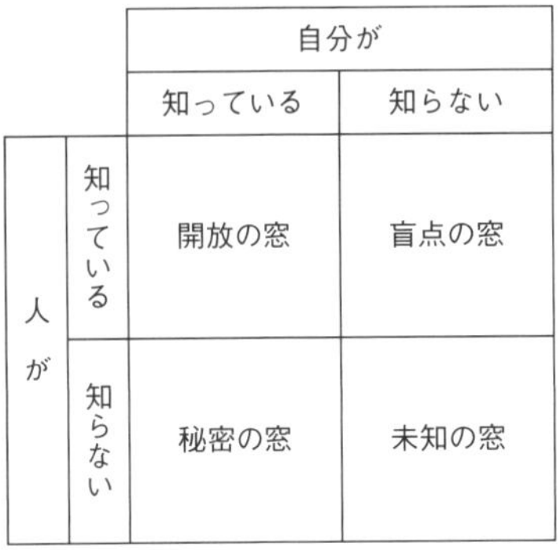

図3　ジョハリの窓－1

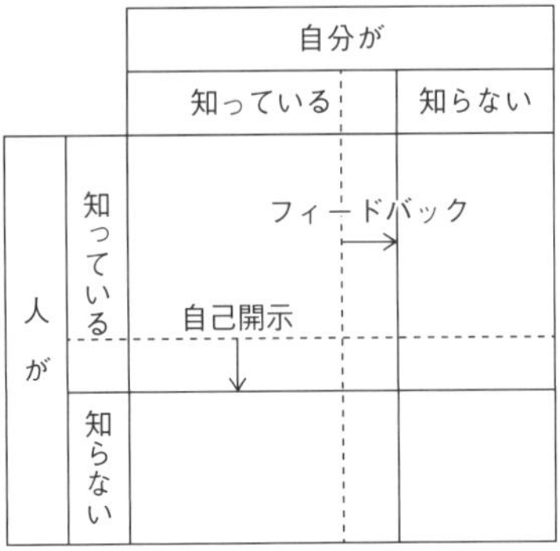

図4　ジョハリの窓－2

第 4 章

自分の中の勇気を
呼び覚ます

18

悩み 自分のミスで皆に迷惑をかけてしまったとき

対応策 落ち込んでいる自分にOKを出す

事例

回復期病棟に配属されて2年目に入り，仕事にもだいぶん慣れてきました。

ところが先日，退院予定患者の「退院時報告書」の作成をうっかり作り忘れてしまい，期日までに渡すことができませんでした。関係者に謝り，先輩からも，「二度とないように」ときつく叱られました。

自分のミスで皆に迷惑をかけてしまったことが本当に申し訳なく，それ以来ずっと落ち込んだ状態が続き，仕事にも集中できません。

コーチング思考

あなたが相談されたらどう元気づけますか？

ミスをして落ち込むというのは，責任感をもって仕事をしている人なら，ごく当たり前の感情ですよね。

落ち込んだ感情は，一般的には時間とともに回復していくのですが，いまのあなたは自分で自分を責める自責の念が心の中に居座って，回復のきっかけが見つからない状態のようです。こういうときは本当につらいですよね。

このようなときには，一度自分を客観視してみるとよいでしょう。

後輩があなたに相談をしている場面を想像します。

「失敗を先輩からきつく叱られて，つらくて落ち込んでいるんです」

さて，あなたは一度のミスで落ち込んでいる後輩に，どのように声をかけるでしょうか。

きっと、「誰にでも失敗はあるよ」とか、「この経験が成長につながるよ」、あるいは「私もよく失敗したものよ」などと優しく声をかけてあげるのではないでしょうか。そのような気持ちをよくかみしめたうえで、今度は自分で自分にその優しい声をかけてあげてください。人に優しい言葉をかけることができるあなたなら、必ずそれができるはずです。

　責任感の強いあなたは、申し訳ないという気持ちでいっぱいでしょうが、そもそも起きてしまったことはどうしようもありません。自分を責め続けることは、決して周りが期待していることではありませんし、自信をなくしてしまったり、やる気がなかなか出ないなど、むしろあなたの成長にとってマイナスにさえなってしまいます。
　周りがあなたに期待しているのは、このような経験をしながらあなたが成長していくことです。

そんな自分に OK を出すための 3 ステップ

行動のヒント

　ミスをした自分、落ち込んでいる自分、仕事に集中できない自分、すべての自分に思いっきり OK を出しましょう。
　自分に OK を出すということは、ありのままの自分を認めたうえで、「そんなダメな私でもいいじゃない」と肯定してしまうことです。いまの自分をまるごと肯定できるからこそ、その自分を出発点として次の行動を起こすことができます。
　逆に、そんなダメな自分を何とかしなければとか、ダメな自分が嫌だって自分をダメ人間として否定し続けていると、いつまでたってもよくなるための出発点が見つかりません。自分を否定する気持ちが背後霊のように取りついて、何も行動できなくなってしまうからです。
　自分に OK を出すためには、次の 3 つのステップを踏みます。

> **第 1 のステップ**　自分のことを口に出す
>
> 　「私はミスをした」「私は落ち込んでいる」「私は仕事に集中できない」「私はダメな人間だ」。1 人でつぶやいてもいいですし、信頼できる友人に聞いてもらってもいいでしょう。認めたくない自分は、なかなか口にすることができ

ませんが，口にするということ自体が，もうすでに自分を受け入れていることになります。

[第2のステップ] 魔法の呪文を唱える「そんな私に OK!!」

魔法の呪文を唱えます。
「そんな私に OK!!」
「そんな私を許しちゃう!!」
ついでに「文句あるかっ！」ってつけ加えてもいいですね。

　自分を認めたうえで OK を出す。これで落ち込んだ気持ちが回復していくきっかけができました。ダメ人間ではなく，いま自分が肯定した人間を出発点として次の行動に移ることができます。

[第3のステップ] 行動する

　自分から明るい声で挨拶をしたり，挨拶の声をワントーン上げたり，いつもより5分だけ早く出勤するなど，無理なくできるような小さな前向き行動を取ります。
　人って不思議なもので，明るく元気な声で挨拶をしていると，次第に自分の気分も明るくなってきます。元気だから明るい声が出るのではなく，明るい声を出すから元気になるのです。明るい挨拶といった行動が，気持ちの変化を後押しするのです。

ここまでくれば，あとは時間が気持ちを回復させてくれます。
人にはそのような強さがあるのですから。

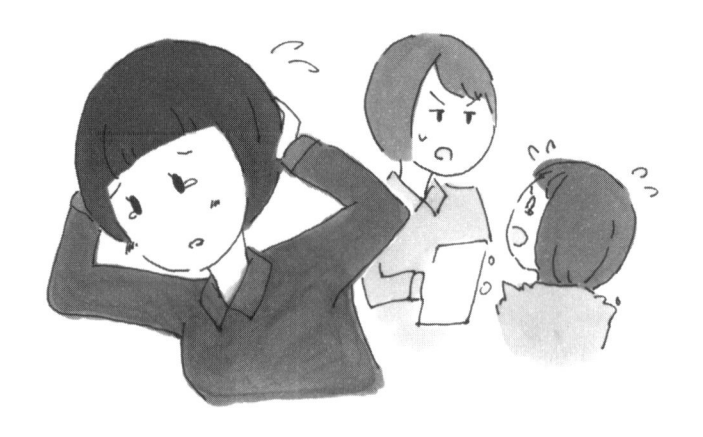

さらにもう一歩

感情をコントロールするのではなく行動をコントロールする

　落ち込んだ状態から比較的すぐに立ち直ることができる人と，なかなか立ち直ることができない人がいるように，感情をコントロールするのが得意な人と苦手な人がいます。いったいどこに違いがあるのでしょうか？

　第1章（P.9）でも簡単に触れましたが，心理学の観点から再度わかりやすく説明してみます。
　実は，人は感情を直接コントロールすることはできません。もし明日の朝，あなたが最初に会った人を「好きになろう！」と思ったとしても好きになれますか？ 2番目に会った人を「嫌いになろう！」と思ったとしても嫌いになれますか？

　好きとか嫌いの感情を自由にコントロールできるのなら，これらはできるはずですが，もちろん無理ですよね。このように，感情は「直接」コントロールすることはできないのです。
　では，感情のコントロールが得意な人はどのようにしているのでしょうか？ 感情を「間接的に」コントロールしているのです。その方法は2つあります。

　たとえば，あなたが患者さんから理不尽なクレームをつけられて，嫌な気分になっていたとします。
　1つ目の方法は，「行動」をコントロールすることです。嫌な気分になっている状態をそのままにしておくのではなく，たとえばスポーツクラブで1時間ほど汗を流したり，ウォーキングをしたりします。身体を動かすことによる爽快感・充実感から，徐々に嫌な気分が薄れてきて，「こういうこともあるさ，また頑張ろう」という気持ちになりやすくなります。
　感情を直接コントロールすることはできませんが，行動は直接コントロールできます。適切な行動を起こすことによって，時間差はありますが感情が影響を受けて回復していく例です。

　2つ目の方法は，「考え方」をコントロールすることです。
　理不尽なクレームに腹も立つでしょうが，「患者さんもつらい思いをしているんだな」とか，「頼りにされているってことかな」など，考え方を前向きなものに切

り替えます。そうすれば，時間とともに嫌な感情が薄れてきます。これも，直接コントロールできる考え方を適切なものにすることによって，感情が影響を受けて回復していく例です。

　どのような考え方に切り替えるかは，トレーニングによって身につけることができます。嫌なことがあるたびにその場で立ち止まって，自分であれこれ考えてみましょう。

　研究会の発表の直前に手に汗をかいて緊張感でいっぱいになっているとき，「さあ，落ち着こう！」と号令をかけてもそうはなりませんよね。深呼吸する（行動）とか，「失敗しても経験だ！」（考え方）などと考えることによって，少しずつ落ち着いてくるということなのです。

　注意すべきは，「適切な」行動と考え方をとるから，感情が好ましい方向に改善するのであって，逆をやってしまうと感情は悪化してしまいます。
　嫌な気分になっているときに，明かりを消した部屋で布団をかぶってじっとしていると，そのような行動の影響で嫌な思いが続きます。患者さんへの批判，わかってくれない上司や同僚への非難をもち続けると，そのような考え方によって感情が影響を受けて，嫌な思いが増幅してしまいます。

　どのように考えて行動するかは，あなたが決めることができます。このことを知っておくと，少しでも快適な心の状態を保つことができるでしょう。

19

悩み 院内業務改善のリーダーに指名されたが，できるか不安なとき

対応策 ストレスについて理解して不安を味方につける

事例 リハビリテーションセンターに勤めて7年目になりますが，先日，業務改善チームのリーダーに指名されました。職種を超えた横断的なチームとして，普段つきあいのない人たちとも連携して取り組んでいく必要があります。

いまの部署でもリーダー的な役割を担っていますが，さまざまな考え方の人がいて，まとめていくのに苦労しています。ましてや，職種の異なる人たちの意見をまとめていかなければならないとなると，正直重荷に感じています。そのことを思い出すたびにストレスを感じます。

自分に何が起きているかがわかることで安心する

コーチング思考

ほかの職種の人たちを交えた仕事は確かに気をつかいますよね。ましてや初めての経験であれば，不安になって当たり前です。

でも，不安になるのは，「責任をもってしっかりとやろう」という気持ちの裏返しでもあるのです。「適当でいいや」といったいい加減な気持ちだったら，そもそも不安にはなりません。

さらに，ストレスを感じるのは，目の前の課題がうまく対応できる可能性があるからなのです。「100mを10秒台で走れ」などといった，どう頑張っても無理な課題に対しては，はなからあきらめてしまうため，そもそも不安もストレスも感じません。

だからあなたは，いま，うまくやれる可能性のあるものに対して，強い責任感のもとに向きあっているのです。

第4章 自分の中の勇気を呼び覚ます

コーチングでも，ストレス・コントロールというテーマを扱うことがあります。そのときに，クライアントがストレスについて正しく理解するだけで，安心感が増すことがあります。

　ストレスと仕事の生産性との関係について述べたものに，「ヤーキーズ・ドットソンの法則」があります。

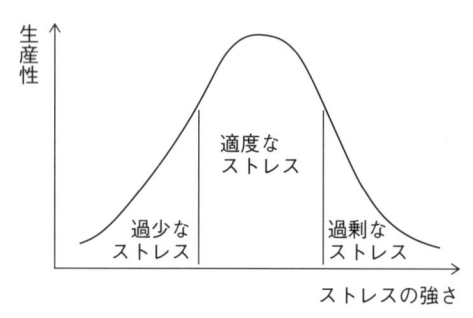

図5　ヤーキーズ・ドットソンの法則

　図5のように，ストレスが徐々に強くなるにしたがってパフォーマンス（生産性）は上がっていき，ほどよいストレスのときにパフォーマンスは最高になります。しかし，それ以上のストレスを受けると，逆にパフォーマンスは低下します。特に，高すぎるストレスを長期に受けるとそれは顕著です。

　夏休みが終わりそうになったときに，「大変だ！」と思って必死に宿題に取りかかると，普段はあり得ないような速さでできてしまった経験はないでしょうか。これは，目前に迫った締め切りというほどよい強さのストレスのもとで，最高のパフォーマンスを発揮した例です。

　ということは，ほどよいストレスは，うまくいくためにはよい条件だということです。そこで，このように考えましょう。

・不安があるからこそ，工夫をすることができる
・不安があるからこそ，人に協力を頼むことができる
・不安があるからこそ，一生懸命取り組もうとする
・不安があるからこそ，挑戦することで成長する

うまくできない理由をあれこれと考えるのではなく，うまくできる方法に目を向けることです。うまくいかないことに目を向けてしまうと，自分の心の中でそれが増幅されて，不安やストレスが肥大化してしまうからです。

このようにして，不安やストレスについて理解できると，少しは安心してきませんか。

ただし，強すぎるストレスを長く受けてしまうとパフォーマンスが低下することには注意しましょう（**図5** 曲線の右端部分）。たとえば，望んでいない理不尽な仕事を長期間にわたって押しつけられ，それを苦痛に感じているような場合には，工夫をして熱心に取り組もうとはしないからです。このようなときには別の解決策が必要です。

気持ちを楽にするためには話を聞いてもらう

不安な気持ちやストレスについて理解したあとは，そのような状況でも，仕事に前向きに取り組もうとしている自分を認めてあげましょう。「自分には価値がある」「自分を大切にしよう」「そんな自分が好きだ」，このように自分自身を肯定するような感情のことを，コーチングでは「自尊感情」と呼んでいます。

この自尊感情をもつことができれば，行動を起こして前に進んで行きやすくなります。しかし，「そうは言っても，自分1人でそんな感情をもつなんて……」，と思ってしまうかもしれません。

そのような場合は，不安な気持ちを1人で抱え込まずに解放することが必要です。つまり，「口にして誰かに聞いてもらう」のです。

業務改善チームの中に，「この人」と思えるような信頼できる人がいれば最高です。もし，チームの中にそのような人がいない場合は，同僚や先輩，上司でも構いません。あなたの話を否定せずに，気持ちを理解しつつ，話を聞いてもらえる人にお願いします。

相手が傾聴の姿勢で聞いてくれることが大事ですので，自分の話を否定せずに，気持ちをわかってほしいことを前もって伝えておくとよいでしょう。

> 第2章で紹介した「傾聴」のところにあるように，傾聴の姿勢で話を聞いてもらえると，自分が尊重され共感されていることで安心感が湧きます。自分を大事に受け止めてもらえているため，そのような自分に対して今度は自分で自分を大切に扱う気持ちが，すなわち自尊感情が湧いてきます。

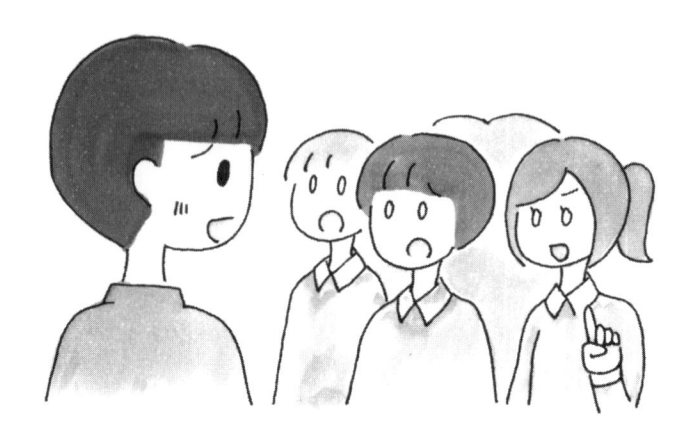

さらにもう一歩

リーダーにもさまざまなタイプがあっていい

　リーダーとしてチームをまとめていく方法は，人によってさまざまです。ぐいぐい引っ張っていくやり方が得意な人は，そうすればよいでしょう。ただし，メンバーがリーダー依存になってしまうリスクには気をつける必要があります。

　そうでない人は，メンバーの協力を得ながら進めていけばよいわけです。「不安だから協力をお願いします」と，最初に宣言してしまうとよいでしょう。そのほうが，むしろチームに参加意識や一体感が芽生えることもあります。

　リーダーの役割は，必ずしもすべてのことを仕切ることではありません。チーム・メンバーと力を合わせて共通の課題に取り組むための「進行役」，と考えておけばよいのではないでしょうか。

20 悩み 「ノー」と言えずに過剰に仕事を抱え込んでしまうとき

対応策 自分の人生を生きるための判断をする

事例 医療の職場で働くという夢を実現させ、病院に就職してから5年がたちましたが、1つ自分の性格で嫌なことがあるのです。何かを頼まれたとき、「ノー」と言えないのです。

もちろん、勉強会のリーダーや院内改善業務の委員などは、みんなで分担して行う役割として受けています。しかし、日常の業務に関する小さな頼まれごとが多く、それ以外にも懇親会の幹事や同僚の退職記念品の購入まで、頼まれると条件反射的に「いいですよ」と言ってしまい、後悔することの繰り返しです。

その結果、過剰に仕事を抱え込んでしまう状態がずっと続いており、遅くまで病院に残って仕事をしなければならないのです。

コーチング思考

自分を大切にするための勇気をもつ

この問題を考える前に、あなたはどちらの働き方を望んでいますか？

A「自分の仕事の役割をしっかりと果たすために、時間に余裕をもって責任ある働き方をしたい」
B「人から頼まれたことを断らずに、時間に追われながら不本意な働き方をしたい」

もし、この先もいまの状態がずっと続くと考えてみるとどうでしょうか？「そんなこと考えたくもありません」と思われるかもしれません。

でも，何も変えなければそうなります。
　では，いったい誰が，その状態をつくり出しているのでしょうか？

あなたですよね。

　にもかかわらず，なぜ条件反射的に「いいですよ」と言ってしまうのでしょうか。考えられることは2つです。
　まず，相手からよく思われたい，相手に嫌われたくない，自分の価値を下げたくない，など自分を守ろうとする思いです。相手側から見た自分の評価を気にして，よい人だと思われたいという気持ちです。
　もう1つは，断られた相手の感情に思いを馳せてしまうことです。断ったら，相手が悲しい思いをするのではないか，がっかりするのではないかなど，過剰に共感してしまい，「相手にそんな思いをさせるぐらいなら」と考えてイエスと言ってしまいます。
　場合によっては，相手を悲しませる自分が嫌だという，自分で自分を傷つけたくない思いが根底にあることもあります。

　しかし，いまのあなたは「ノー」と言えない自分の性格が嫌なのですね。ということは，自分が傷つきたくないという思い，相手を傷つけたくないという思いが，かえって自分を傷つけていることになります。
　いまこそ，あらためて自分を大切にすることを考えましょう。

　ドイツの精神医学者フレデリック・パールズが書いた「ゲシュタルトの祈り」という詩があります。
　人は誰しも自分の人生を歩んでいきます。しかし，他人にどう思われるかということばかりを気にして自分が望んでいる行動ができないとき，あなたは他人の人生を歩んでしまっています。自分の人生を歩いた結果，起きることを素直に受け入れようということです。

> **ゲシュタルトの祈り**
>
> 私は私のことをする。
> あなたはあなたのことをする。
>
> 私は，あなたの期待に沿うために
> この世に生きているのではない。
>
> あなたも，私の期待に沿うために
> この世に生きているのではない。
>
> あなたはあなた，私は私である。
>
> しかし，もし，機会があって
> 私たちが出会うことがあれば
> それはすばらしい。
>
> もし出会うことがなくても
> それはいたしかたのないことである。

話し方のパターンを作ってしまう

　いまの状態を本当に変えたいのであれば，自分の意思を伝えるためのコミュニケーションが必要です。

　しかし，いざその場になると，どうしてもうまくノーが言えない状態になってしまう可能性があるので，事前に話し方のパターンを作っておきます。

　この順番で，3つのことを伝えます。

① 受けられない（意思を伝える）
② なぜならば〜（理由を伝える）
③ ただし〜（代替案を伝える）

とにかく最初に「ノー」と言ってしまうことがポイントです。理由や代替案を先に言うと，話しているうちにタイミングを逃してしまいます。
　そのときに，「できません」と言い切ってしまうのは最も明快な意思表示ですが，言われたほうはカチンとくるかもしれませんので，できるだけ相手の状況や感情に配慮する必要があります。
　そのために，意思を伝える部分では，相手に対する申し訳ない気持ちや嬉しく思う気持ちを表現した「緩衝言葉」をうまく使うとよいでしょう。

緩衝言葉
・申し訳ありませんが
・勝手を言って申し訳ありませんが
・せっかく声をかけていただいたのですが
・やりたいのは山々ですが
・ありがたい話ですが
・興味があるのですが
・声をかけていただき嬉しいのですが
・大変残念ですが

　次に，理由の部分は，いま自分が置かれている状態を，そのまま伝えるとよいでしょう。

・いま〇〇の件に取りかかっていて
・先日〇〇の件をお手伝いしたばかりなので
・いま〇〇の件で，どうしても手が離せないのです
・仕事が溜まっていて

　その後に，代替案まで伝えることができればなおよいでしょう。ただし，相手がその代替案に賛同したときには，自分も納得してやれるというものにしておくことはもちろんです。

・ほかの人に頼んでもらう
・時間的に先ならできる

・誰かと一緒ならできる
・別の方法ならできる
・一部ならできる
・次回ならできる

「ノー」の言い方の例

これらを組み合わせた例をいくつか紹介します。

「大変申し訳ありませんが，ちょっと受けられそうにないんです。（なぜならば）いま○○の件に取りかかっていて，どうしても時間が割けないのです。ほかの人に頼んでいただければ嬉しいのですが」

「勝手を言って申し訳ありませんが，いまは受けられそうにありません。（なぜならば）先日○○の件をお手伝いしたばかりで，後回しにしていた仕事を片づけたいと思っているのです。もし，来週まで待っていただければ，何とかできると思うのですが」

「せっかく声をかけていただいたのですが，ちょっと難しいです。（なぜならば）○○などの仕事が溜まっていて，とりあえずそれを先にやる必要があるのです。でも，もう1人誰かと一緒なら，何とかできるかもしれませんが」

なお，仕事はあくまでもお互いの協力によって成り立っているということは忘れてはなりません。やりたくないことには「ノーと言うべき」，ではなく「ノーと言ってもよい」，という姿勢が好ましい姿勢です。

ときには無理をして協力することが，良好な人間関係を維持するうえで大切なこともありますので。

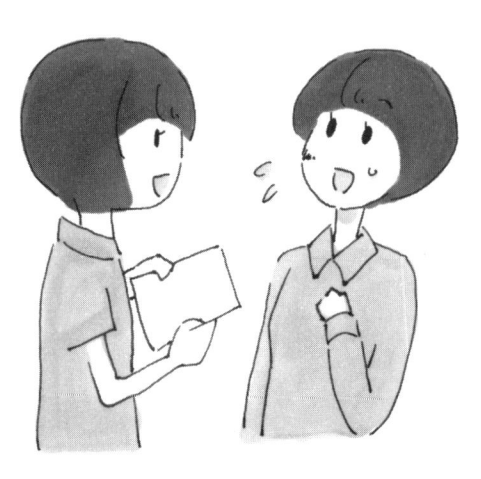

21

悩み いざ仕事をはじめたが，うまくいかずに自信がなくなったとき

対応策 信頼できる人を心のセーフティネットにする

事例 国家試験合格後，老人保健施設で働き始めて半年になりますが，新人研修も終了して1人でまかされる仕事も増えてきました。人の役に立ちたいとの思いで張り切って仕事をはじめたのですが，最近，仕事がうまくいかないことに悩んでいます。

予定どおりにリハビリの指導が進まなかったり，書類を提出するのに夜遅くまでかかったり，このアプローチで本当に大丈夫なのかと，不安になることもあります。つい最近は，伝えたいことがうまく伝わらずに患者さんの気分を害してしまいました。

てきぱきと仕事をしている先輩を見ていると，なんだか自信をなくしてしまいそうです。

コーチング思考

最初はうまくいかなくて当たり前

仕事をはじめて半年間，人の役に立ちたいとの思いで頑張ってこられたのですね。

私も，これまでたくさんの新人を見てきましたが，実は真面目で責任感が強く，仕事への取り組み意欲が高い人ほど，あなたと同じような悩みをもつことがあるのです。うまくいかないことばかりが気になり，ときには罪悪感さえもってしまう人もいます。

でも，こう考えてみましょう。

「最初はうまくいかなくて当たり前，誰もが通ってきた道」

仕事をはじめて間もない時期に陥りがちなことは，できないことだけに目を向けてしまい，自己評価を不当に低くしてしまうことです。

でも，別に心配する必要はありません。最初からうまくいく人なんていないのですから。

ただし，何もしなくていいかというと，そういうわけではありません。その状態を放置せずに，小さな行動を起こしましょう。

行動のヒント

信頼できる人に話を聞いてもらう

「だめだ」という気持ちを自分の中に閉じ込めてしまうと，そのことが気になるたびに，悪い方へ悪い方へと考えてしまい，負のスパイラルに陥ってしまいます。

そこで，信頼できる人にあなたの悩みを聞いてもらいましょう。職場の人でもいいですし，学校時代の先生でも，あるいは自分のことを理解してくれている友人でもいいでしょう。

悩みを口にすることは，実は勇気が必要なことです。ということは，誰かに悩みを話した瞬間，悩みから逃げずに，勇気をもってそれに向きあっている自分がそこにいることになります。

必ずしも，話を聞いてくれる人と一緒に悩みを解決しようとする必要はありません。

話を聞いてくれる人が，自分の気持ちを受け止めてくれる「心のセーフティネット」になっていてくれればよいのです。心のセーフティネットがあることを知っているだけで，少しは安心して仕事に取り組むことができます。

さらにもう一歩

「自分が相手のセーフティネットだとしたら」と考えてみる

もう1つの方法は，逆に自分が誰かに悩みを打ち明けられたときに，どのように受け止めてあげるかを考えてみます。

・だめなところばかりではなく，できていることもあるじゃない

・この前，患者さんから「ありがとう」って言われていたよね
・最初はできなくても，いまは〇〇ができるようになったじゃない
・〇〇さんの役に立っているよね
・最初は誰でもできなくて当たり前だよ

　なんて声をかけるかもしれませんね。
　次に，いま想像したようなことを自分のこととして考えてみます。そして，自分で自分に声をかけてあげてみます。そこに，自分のセーフティネットができているかもしれません。
　最後に，できていることでもまだ十分ではないことでもどちらでもいいのですが，それをあと「5％だけ」伸ばすためには，具体的に何をすればよいか考えてみましょう。

　仕事は1つ1つの積み重ねです。臨床経験20年を超えるベテランの方でさえ，いまだによくわからずに悩んでいる姿を見たことがあります。あなただけでなく，皆このアプローチが正しいのかなどの不安と闘いながら懸命に仕事をしているのです。
　「仕事がうまくいかない」と思ったとき，それはあなたが健全な問題意識をもっているということです。
　「私にはセーフティネットがあることを知っている」。そのような状態にしたうえで，まずは5％の成長を目指しましょう。

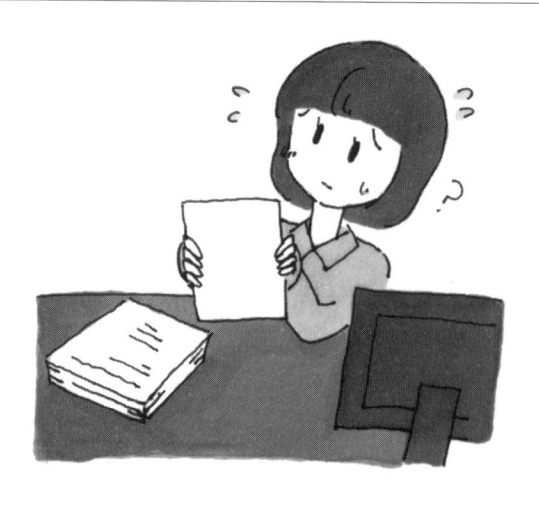

22

悩み 研究会の発表がまわってくるのが怖いとき

対応策 自信がない箇所を先に言ってしまう

事例 院内で定期的な症例研究会があります。担当セラピストが，患者さんにどのような検査やリハビリをしてきたかという実例を共有します。臨床3年目の私にとって大変参考になる研究会です。

来週の研究会で初めて私が発表することになったのですが，いざ自分の番になると，先輩たちに次々と厳しい指摘をされるのではないかと，不安になってしまいます。

患者さんへの対応に自信がないところがあり，これまでは楽しみにしていた研究会が正直怖くなってしまいました。

コーチング思考

迷ったときには「目的」を考える

初めての発表ですから不安ですよね。先輩たちの堂々とした発表を見ていると，自分もうまくやらなければと思う一方で，自分にできるだろうかと考えてしまいます。でも，あなたに強い責任感があるからこそ，そのような気持ちになるのです。

研究会の目的をあらためて考えてみませんか。

研究会は，自分のやってきたことが正しいかどうかを，評価してもらうことが目的なのでしょうか？ あるいは，うまく発表することが目的なのでしょうか？

そうではないですよね。それぞれの業務経験を貴重な情報としてチー

ムで共有して，今後に活かすことが目的です。懸命にリハビリに取り組む患者さんに対して，より適切で密度の濃いサポートを安心して提供できるようになるための貢献の場であり，患者さんのための相互学習の場です。

　どんな内容であっても，どんな発表のしかたであっても，自分の体験を発表することで，自分を含めた参加メンバーが学習して成長し，それが患者さんのためになるのです。もし，先輩から厳しい指摘を受けたとしても，成長するための贈り物をたくさんもらったと考えましょう。

行動のヒント

自信がない箇所を先に言ってしまう

　それでも，まだどうしようもなく不安だったら…。
　気持ちが楽になる発表のしかたがあります。指摘されたら嫌だなとか，自信がないのであまり話したくないなと思っているところを，「ここは少し自信がないので，ぜひご意見をお願いします」と先に話してしまいます。
　キャッチボールにたとえると，無防備な状態でいきなりボールを投げつけられると当たって痛い思いをしますが，グローブをはめて「さあ投げてください」と構えると，ボールを受けやすくなるし，相手も捕りやすい球を投げてくれます。

　これは，P.74にも書いたフィードバックへとつながります。先に「ここに自信がありません」と伝えたこと，すなわち「自己開示」したことに対してピンポイントでフィードバックを受けることになり，必要な情報を効率よく手に入れることができます。
　もし，自己開示をしないまま発表を行い，実は自信がなかった点に何の指摘もなければ，本当にそれでよかったのかどうかがわからないままになってしまい，せっかくの学習の機会が十分活かされません。

　そもそも不安という気持ちは，まだ起きてもいないことを，あれやこれやと妄想するから頭をもたげてくるのです。しかも妄想の中身は，ほとんどのことが考えてもどうにもならないことです。

そんな妄想に時間を割く暇があったら，患者さんのリハビリにもっと貢献できるように，いまできる準備を精一杯行うことが，あるべきセラピストとしての姿ではないでしょうか。

> **この人に学ぶ**
>
> **古代ギリシャの3人の石工**
>
> 　コーチングの場面でよく引きあいに出される逸話を1つ紹介します。
>
> 　古代ギリシャの時代に，ある人が3人の石工（いしく：石を切って組み立てる職人）のそばを通りかかりました。そこで3人に，それぞれ何をしているのかを尋ねました。
>
> 1人目の石工
> 「何をしているんだい？」
> 「このとおり石を切っているのさ。毎日辛い仕事だよ」
>
> 2人目の石工
> 「何をしているんだい？」
> 「教会を建てているのさ。早くやらないと親方に怒られてしまうぜ」
>
> 3人目の石工
> 「何をしているんだい？」
> 「最高の教会を建てているのさ。皆が喜んでくれる日が待ち遠しいよ」
>
> 　1人目の石工は「作業思考」で仕事をしています。石を切るという作業にのみ目が行っているため，仕事はつらく，面白くありません。
> 　2人目の石工は「目標思考」で仕事をしています。教会を建てるという目標があり，それなりの仕事はやるでしょうが，「怒られるからやる」といった動機に基づいているため，最低限のことで済まそうとするでしょう。
> 　3人目の石工は「目的思考」で仕事をしています。教会を建てるといった目標の先に，皆が喜ぶためにといった目的があります。皆が喜ぶ姿を目に浮かべながら，楽しく一生懸命働いているのではないでしょうか。
>
> 　「作業思考」や「目標思考」の仕事は，うまくいっているときはいいかもしれませんが，困難にぶつかったときにあきらめてしまったり，状況が変わったときにどうしてよいかわからなくなったりします。作業や目標が人から与えられた場合にはなおさら，それを乗り越えようという意欲も湧いてきません。
>
> 　これに対して「目的思考」の仕事は，なぜその仕事をするのかということを，明確に理解しています。目標自体は決して心躍るような楽しいものではなかったとしても，「何のために」という問いの先にある目的は，組織や個人にとって意義のあるものとなっています。
>
> 　「何のために」その仕事をしているのかといった目的を日頃から理解しておくとよいでしょう。3人の石工の中でも，3人目が一番よい仕事をするとは思いませんか？

第4章　自分の中の勇気を呼び覚ます

23 いつも締め切り間際にならないと手をつけられないとき

対応策：前もってスケジュールに入れてしまう

事例　5年目のセラピストですが，来週に予定されている症例研究会での発表準備がほとんどできていません。日中のリハビリの仕事を終えたあとは，カルテ整理や報告書作成，後輩の指導などで1日が終わってしまいます。

早めにスケジュールを立てて，時間管理をしっかりとしなければと思ってはいるのですが，いつも締め切り間際にバタバタとやっつけ仕事になってしまうのです。そのため十分な準備ができなくて，質問にもうまく答えられません。

毎回この繰り返しで，自分が嫌になってしまいそうです。何かよい方法はないでしょうか。

コーチング思考

タイムマネジメントはスケジュール管理から

症例研究会の準備は本当に大変ですよね。もちろん，自分だけではなく参加者に，ひいては患者さんの役に立つものなので，できればしっかりと準備したいですよね。

仕事をしている多くの人が，あなたと同じような忙しい状況下での時間管理，いわゆるタイムマネジメントで頭を悩ませています。やらなければいけないことがあるのに，ついつい目前の仕事に追われてしまい，締め切り間際で何とかするということを繰り返しています。

でも，一方で，大量の仕事を抱えながらも，涼しい顔をして難なく仕事をこなしている人もいますよね。しかも，それなりに質の高い仕事をしています。

彼らは，単に優秀だというだけではなく，タイムマネジメントのコツをつかんでいるから，そのようなことができるのです。そのコツとは，一言で言えば，期限が先の仕事でも，取り組むための時間をあらかじめスケジュールに入れてしまうということです。

「いつか」を「この日に」に変える

たとえそれが重要な仕事であったとしても，期限が先であるため，「いつかやろう」「そのうちやろう」と思って安易に後回しにしてしまうことが，タイムマネジメントがうまくいかない原因の1つです。

この行動パターンを変えるために，この「いつか」や「そのうち」をあらかじめスケジュールに入れて，「この日に」や「この時間に」として決めてしまいます。

30分や1時間単位で予定を書き込めるスケジュール表を用意して，まず，日々のリハビリなど，あらかじめ決められている仕事を，少なくとも1カ月先までスケジュールとして書き込みます。

次に，ここが大事なところですが，空いている時間に研究会の発表準備などの「重要ではあるが時間的に差し迫ってはいない仕事」を無理矢理入れてしまいます。10分とか15分とかの小刻みな時間ではなく，できれば30分や1時間などのまとまったブロックとして入れることが望ましいでしょう。そして，空いている細切れの時間帯で，それ以外の残っている仕事を行うことにします。

これは，言い方を変えると，「重要ではあるが時間的に差し迫ってはいない仕事」の優先順位を意識的に高めるという行為です。重要だとわかっていても，日々の仕事に追われて後回しにするという行為は，重要な仕事であるにもかかわらず優先順位を下げていることになります。それを，早めにスケジュール化することによって，優先順位の高いものとして明確に位置づけるのです。

研究会の発表準備には，それ相応の時間が必要です。「いつか」や「そのうち」と考えて時間が空くのを待つのではなく，意図的につくり出さなければよい準備はできません。

わかりやすくイメージするために，バケツに大きな石と小さな石を詰め込むという作業を考えてみます。大きな石が，締め切りの如何にかかわらずまとまった時間が必要な重要な仕事，小さな石が隙間の時間にできるような仕事だと思ってください。

　最初にバケツに小さな石を入れてしまうと，あとから大きな石を入れようとしても，十分な数が入りません。重要な仕事である大きな石をすべて入れるためには，空のバケツに先に入れて，その後から隙間に小さな石を流し込むという順番で行う必要があるのです。

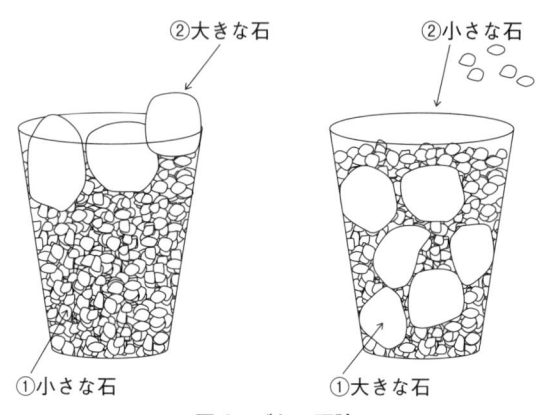

図6　バケツ理論

　決めたスケジュール通りに仕事ができるのが一番ですが，突発的な事情によって，うまくいかないことがあるかもしれません。そのようなときでも，できれば10分でも15分でも手をつけるとよいですね。わずかでも進むことは間違いありませんし，取り組んでいるという安心感も湧きます。

　ところで，小さな石にもさまざまな種類があります。この機会に，効率化の余地がないのかを考えてみるのもよいでしょう。

・それは本当にあなたがすべき仕事なのか？
・完成度を下げても問題がない仕事はないか？
・一時的に誰かにお願いできる仕事はないか？
・やめてしまってもよい仕事はないか？

・長期にわたって同じやり方でやっている仕事はないか？
・「ノー」と言える仕事はないか？

　1つ1つは短時間で対応できるような仕事であっても，数が集まると結構な時間になります。効率的なタイムマネジメントの一環として，このような自問自答の習慣も効果的です。

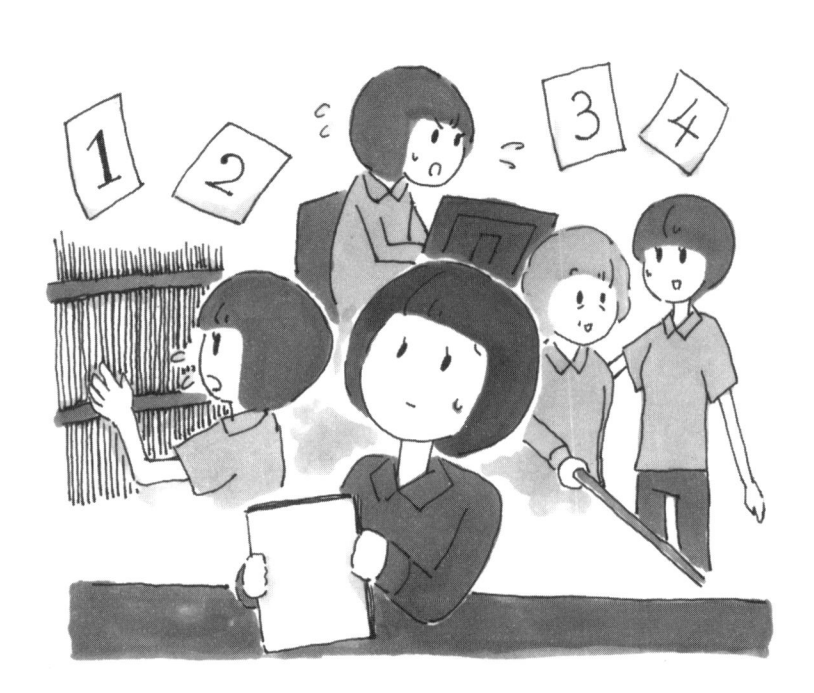

24 面接で部下の本音を引き出せるか不安なとき

対応策 まず，心の架け橋（ラポール）を築く

事例 小規模のリハビリ病院に勤めて7年目ですが，ベテランの先輩の退職にともない，リハビリ部門の責任者になってしまいました。

当面の課題が部下との面接です。面接を受けたことはあるのですが，自分が部下の面接をするのは初めてです。退職する先輩からは，「部下の本音を引き出すようにしてね」と言われたのですが，どのように進めたらよいのかまったくわかりません。

コーチング思考

関係作りの第一歩はラポールの構築

私たちコーチがクライアントと接するとき，最初にすべきことの1つが「ラポールの構築」です。ラポールというのは，フランス語で「架け橋」という意味ですが，コーチングでは，コーチとクライアントとの間に心の架け橋を築くという意味で使われます。まだ十分に信頼関係が築けていない相手とは，お互いが安心して話せるような関係となるためのラポールの構築が必要だからです。

このような配慮なしに，いきなり立ち入った話をしようとしても，相手はなかなか警戒を解かず，ぎくしゃくとしたコミュニケーションになってしまいます。ラポールが築かれて心が通いはじめると信頼関係が芽生えてきて，「このコーチには本音を話せる」と思ってもらえるようになります。

コーチングに限らず，ラポールは人と人との円滑なコミュニケーションのために必要なスキルです。上司と部下はもちろんのこと，セラピ

ストの皆さんが患者さんや利用者さんと接する際にもあてはまります。

相手を尊重する気持ちを行動にする

相手との間にラポールを築くためのスキルをいくつか紹介します。

① 相手のペースにあわせて会話する

相手と話をするときに，話し方，スピード，声のトーン，呼吸などを相手とあわせます。相手がゆっくりと話す人ならこちらもそれにあわせ，声が小さめの人であれば，こちらも声を落とします。コミュニケーションのペースを自分にあわせてくれる相手に対しては，安心感が増してきます。昔から，「息があう」と言いますよね。

相手がゆっくりと話しているのに早口でまくし立てたり，相手の話を途中でさえぎったりすることは禁物です。相手は，自分は尊重されていないと感じます。相手が気持ちよく話せる空気を作ることが，ラポールの構築には必要です。

② 座席の位置は 90 度が最適

面接場所での 2 人の位置関係が，その場の雰囲気に影響を与えることがあります。一般的にはテーブルをはさむなどして，正面で向きあうことが多いかもしれませんが，人によってはそのような位置関係に緊張する人もいます。相手と対決しているような感じを受けてしまうからです。

可能であれば机の角を使って，お互いが 90 度の角度になるように位置するのがよいでしょう。

③ パーソナル・スペースを尊重する

テーブルの隅に座る場合でも，相手との距離には注意を払います。というのは，人には，それ以上近づかれると不快に感じる自分の領域（パーソナル・スペース）があるからです。

パーソナル・スペースは人によってまちまちで，さらに相手との関係性によっても変わってきます。ごく親しい間柄であれば 20 〜 30cm でも大丈夫でしょうが，会社での上司と部下などのやや緊張感のある

関係ではそれよりも広くなります。

　面接の最初に,「このぐらいの距離でいい?」と相手に聞くような配慮をしてもよいでしょう。

④ 傾聴の姿勢で話を聞く

　話を聞くときには,柔らかな表情を心がけ,うなずく,相手の言葉を繰り返す,「そうなんですね」「それから?」などの肯定や促しの言葉を使います。決して話を否定せずに,相手のことに関心をもって受け止める姿勢が大切です。人は,自分の話をよく聞いてくれる相手を,自分のことを尊重してくれる人,自分の価値を認めてくれる人だと感じ,本音を言いやすくなっていきます。事例8で紹介した「傾聴」について振り返ってみてください。

さらにもう一歩

クローズド・クエスチョンとオープン・クエスチョン

　面接では,相手の話を引き出すためにこちらから質問を投げかけますが,質問について知っておいたほうがよいことがあります。質問には,クローズド・クエスチョン(Closed Question)とオープン・クエスチョン(Open Question)の2つがあるということです。

　まず,クローズド・クエスチョンですが,これは閉じられた質問,つまり答えが「イエス」か「ノー」かに限定されている質問です。

・忙しいですか?
・元気にやっていますか?
・仕事には慣れましたか?
・期限までにできそうですか?
・自分で成長を感じますか?

　クローズド・クエスチョンは,答えが「イエス」か「ノー」かの二者択一であるため答えやすく,相手の状況や考えを端的に確認する場合には有効です。

　しかし,答えやすい質問であるがゆえに,答えを深く考えたり,自分自身の本心を探る機会にはなりにくいでしょう。また,クローズド・クエスチョンが

続くと，自分の考えを自由に話す機会を与えられず，会話を都合よく誘導されているような気持ちにもなります。

　オープン・クエスチョンは開かれた質問，相手が自由に答えを選べる質問です。

・仕事で，どんなことが気になりますか？
・苦労していることは何ですか？
・将来どのようになりたいですか？
・どのようなスキルを向上させたいですか？
・どのようなセラピストを目標としたいですか？

　オープン・クエスチョンは自由に答えを選択できるので，じっくりと考えてもらうときや，相手の答えを引き出すときに有効です。オープン・クエスチョンを投げかけたときには，相手が自分の中の答えを探しにいくため，そこにたどり着くまでに時間がかかることがあります。相手が答えにつまったり沈黙したりしても，答えが返ってくるのを待つ姿勢が必要です。

　このように，質問には2つのタイプがあることを知ったうえで，相手の反応に応じてうまく使い分けると効果的です。

25

悩み 部下の成長を促す効果的な面接のしかたがわからないとき

対応策 現状とゴールを明確にする

> **事例** 今年から主任になったので，若手セラピストとの面接という仕事が加わりました。来週は2年目のセラピストに定期面接をすることになっていますが，半年前の面接で今後の成長目標を話しあったときに，「もっと専門性を高めたい」で話が終わってしまったのが気になっています。抽象的な目標のためか，その後，私もうまくフォローができていません。
> 　今度こそ，しっかりとした面接をして彼女の成長をサポートしたいと思っているのですが，そのための効果的な面接の方法はないのでしょうか。

コーチング思考

コーチング・プロセスを応用して行動を促す

　部下の成長を願う上司は，部下にとっては心強い応援団ですね。私たちコーチも，クライアントが願いを叶えたり目標を達成したりするための応援団です。これまで紹介してきたコーチング思考のもとで，さまざまなコーチング・スキルを使って，クライアントの伴走を務めます。そのときに私たちが使っている基本的なコーチングの流れ（コーチング・プロセス）が，あなたの面接でも役に立つのではないかと思います。

　一般的なコーチング・プロセスを**図7**に示します。

　コーチはクライアントとともにこれらのことを明らかにしていき，クライアントがゴールに向かって行動できるようにサポートします。

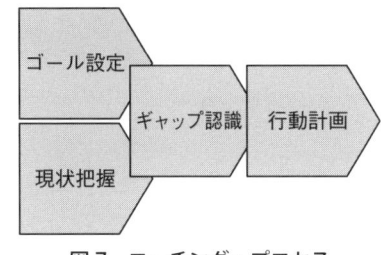

図7　コーチング・プロセス

ゴール設定：将来の願望やなりたい姿の明確化
現状把握：現状レベルの把握（できていることの確認）
ギャップ認識：現状をゴールに近づけるために必要なことの認識
行動計画：ギャップを少しずつ埋めていくための具体的な行動

　3年目のセラピストの部下（Bさん）に対する上司（Aさん）の面接を想定して，コーチング・プロセスを使った会話の例を挙げてみます。

A「Bさん，最近どうですか？」
B「仕事には慣れてきたのですが，まだ先輩たちのようにはうまくできていません」
A「Bさんは頑張っていますよね。患者さんの評判もいいですよ」
B「それはうれしいです！」

A「もっとよくなろうと思っていることは何ですか？」
B「もっと専門技術を高めたいです」
A「前回も，そのように言っていましたね。では，専門知識を高めて，将来的にはどのようになりたいのですか？」
B「できれば，学会で発表できるようになりたいです。堂々と発表している先輩たちの姿に憧れます」（**ゴール設定**）

A「それは素晴らしいわね。では，学会発表ができるようになるレベルを100％としたら，現状は何％ぐらいですか？」
B「まだ，30％ぐらいですね」
A「じゃ，その30％の内訳について聞かせてくれる？」

B「患者さんとのスムーズな会話も含めて，日々の業務ができるようになってきたこと。あと，検査から評価・訓練への流れもよくなってきたと思います」（**現状把握**）

A「私もそれは気づいていますよ。いまが100％のうち30％だとしたら，まだ70％の伸びしろがあるということですよね。その伸びしろの中身で，学会発表できるようになるために，もっと伸ばしたいことは何ですか？」
B「効果的な訓練の方法を自分なりに考えること。そのための専門知識を身につけることですかね」（**ギャップ認識**）

A「では，そのことを5％だけ伸ばそうとしたら，すぐにできそうなことは何でしょうか？」
B「外での勉強会の機会を増やしたいので，研修会などに行きたいです」
A「それなら予算もあるし，サポートできると思いますよ」
B「ぜひ，お願いします！」（**行動計画**）

　細かい言葉のやりとりは省いた，おおまかな会話の流れを紹介しましたが，学会発表できるようになりたいというゴール設定，日々の業務と基本的な検査などはできるようになったという現状把握，効果的な訓練の方法を自分なりに考えるための専門知識の習得が必要だというギャップ認識，外部の研修会に参加するという行動計画。AさんはBさんとの会話を通じて，Bさんの考えていることを引き出しています。

　ゴール設定，現状把握，ギャップ認識，行動計画，この4つのことが明らかになるように意識した質問や会話を，面接に取り入れたらいかがでしょうか。

コーチ秘伝の「シンプルメソッド」

この事例の上司Aさんは，Bさんのゴールを100％とした場合，現状が何％かを聞いています。抽象的な会話を具体的な会話へと変えていくためには，このような数値化の手法が効果的です。しかも，ある決まったシンプルなパターンで会話をすることによって，コーチング・プロセスを円滑に進めることができます。

そこで，このとっておきの手法，コーチ秘伝の「シンプルメソッド」を紹介します。

最初にゴール設定まで行ったとします。

「そのゴールを100％とした場合，現状は何％ですか」
「部下の回答」
「その○％の内訳は何ですか」
「部下の回答」（現状把握）

「では，ゴールまでの伸びしろの○％の内訳，もっと伸ばしたいことは何ですか」
「部下の回答」
「もっと具体的に言うとどうなりますか？」（必要であれば）
「部下の回答」（ギャップ認識）

「それを，あと5％だけ伸ばすために，すぐにできそうなことは何ですか」
「部下の回答」（行動計画）

できていることを承認して，できていないことを「伸びしろ」とポジティブに表現します。さらに，行動計画はできるような気がするレベルで設定したほうが実行しやすいため，「5％伸ばすためには」と小さな変化で構わないという姿勢で聞きます。

部下の成長は上司にとっても喜びです。ぜひ二人三脚で，ともに成長するような関係が築けたらいいですね。

参考文献

1) 尾木直樹：尾木ママの「凹まない」生き方論．主婦と生活社，2011
2) 渡辺和子：置かれた場所で咲きなさい．幻冬舎，2012
3) 平木典子：新版 カウンセリングの話．朝日新聞出版，2004
4) 羽生善治：大局観―自分と闘って負けない心．角川書店，2011
5) 上田比呂志：ディズニーと三越で学んできた日本人にしかできない「気づかい」の習慣．クロスメディア・パブリッシング，2011

ここまで読んでくださったあなたへ

　いま，あなたは，どのような仕事をしていますか？

　仕事にやりがいを感じて，懸命に取り組んでいるかもしれませんね。仕事の成果と自分の成長に，喜びを実感しているかもしれません。
　あるいは，うまくいったりいかなかったりで，一喜一憂していますか。忙しすぎて，思うような仕事ができていないなんてこともあるでしょう。もしかしたら，職場の人間関係で，まさに悩みを抱えているかもしれませんね。

　でも，どのような仕事をしていたとしても，どのような状況にあったとしても，あなたには，いまの仕事を選んだ理由があるはずです。少しの不安と大きな希望に胸をときめかせた，初出勤の日があったはずです。
　そのようなことに思いをはせながら，決して次のことを忘れないでください。

　あなたの仕事には必ず意味があります。
　あなたの仕事には，心からそれを必要としている人がいます。
　あなたの仕事の先には，それで笑顔になる人がいます。

　あなたが選んだそのような仕事とともに，あなたが幸せで豊かな人生を送られることを私たちは心から願っています。

　ここまで読んでくださったあなたに，最後に質問を1つお届けします。あなたの答えを，心の中でじっくりとかみしめてください。

　あなたがこの仕事に出会ったことに，
　心から感謝の言葉を捧げるとしたら
　あなたは，どのような言葉を捧げますか？

あとがき

　私がプロコーチとして活動をはじめてから15年が過ぎました。コーチングという言葉がようやく認知されはじめたころから今日まで，たくさんのクライアントさんの気持ちにより添い，豊かな人生をおくるためのお手伝いをしています。

　私はかつて，重度身体障害者療護施設で介護の仕事をしていました。少しでも患者さんの力になれることに，喜びとやりがいを感じる日々でした。しかし，職場の同僚に自分の思いがうまく伝わらなかったり，よかれと思ってしたことが先輩の機嫌を損ねてしまったりなど，人間関係の悩みをかかえていました。人生経験も浅く、人との接し方も未熟であった私は，どうしてよいかわからないまま仕事を続けることになります。

　結婚退職した後，機会があってコーチングを学びはじめたことが，私にとっての転機となります。人の行動には理由があるということを体系的に知ることで，自分自身のこと，相手のことがより理解できるようになりました。ふと，悩んでいた当時のことを振り返ったとき，「ああ，そういうことだったのか」と，1つ1つの人の言動の理由が理解できたのです。まるで，目の前の霧が晴れていくような思いでした。
　それから一気に気持ちが楽になって，くよくよすることが減り，周りの人との人間関係も格段によくなっていきました。お陰様でいまでは，自分らしく自分のよさが発揮できるコーチとしての活動を，誇りをもって楽しみながら各地を飛びまわっている充実の毎日です。

　本書は，みなさんが少しでも元気になるための「心のマッサージ」です。みなさんの元気は職場の，そして患者さんの元気です。みなさんがきっかけとなって，たくさんの元気な笑顔の連鎖がおきることを願っています。
　気が向いたときに気楽に好きなページを開いてくだされば，いつも私たちがそこにいます。

井原くみ子

私は，コーチングや研修，講演，執筆活動などを通じて，働く方々の成長のお手伝いをしています。長らく勤めてきた日系，外資系企業の金融業界での経験をもとに，チームとしての成果の出し方や自律型人材の育成などをテーマに，年間約1,500人の方々と接する機会があります。

　変化の激しい業界において，世の中に価値あるサービスを提供し続けていくためには，1人1人が自分で考えて行動する自律心と，仲間と力をあわせて目標に向かうためのチームワークの両方が必要です。そのためには，自分を含めて人を理解するための「コーチング思考」をベースとしたチームづくりが欠かせないことを，身をもって経験してきました。

　今回は，コーチとしての視点に加えて，チーム・マネジメントという観点からも，人間関係づくりの考え方を提供させていただいております。

　仕事の分野は異なっても，そこで働いているのは，みな同じ「人」です。執筆にあたり，小薗真知子氏，井原くみ子氏と何度も議論を重ねる中で，仲間との信頼関係のもとで，1人1人が成長しながら力を発揮していくためのマネジメントには，多くの共通点があることにあらためて気づいた次第です。

　医療・福祉の職場で働くみなさんをはじめとして，誠実に，懸命に仕事をしているすべての人々が元気で幸せな人生を送るために，本書を通じて私の経験が一助となれば幸いです。

　最後に，取材に協力いただいた言語聴覚士の栗林幸一郎さん，上江博子さん，下田祐輝さん，那須真由美さん，および，株式会社東京リハビリテーションサービスのセラピストのみなさんに，この場を借りて御礼申し上げます。

　また，三輪書店の小林美智さん，瀬戸友貴さんには，何度も的確なアドバイスと励ましの言葉をいただきました。ありがとうございました。

　そして，この本を手にとってくださったあなたに，心より感謝いたします。

　3人の著者を代表して御礼申し上げます。

櫻田　毅

〈著者略歴〉

小薗真知子（こぞの・まちこ）
熊本保健科学大学保健科学部リハビリテーション学科言語聴覚学専攻教授・言語聴覚士

1953年宮崎県生まれ。熊本大学教育学部卒業・大阪教育大学言語聴覚障害児教育専攻科修了・United States International University 修士課程修了・コミュニケーション学修士。
熊本県内の病院で約30年にわたり言語聴覚障害児・者のリハビリに従事しながら，失語症友の会，高次脳機能障害者・家族の指導に尽力する。現在，大学で言語聴覚士の養成を行うとともに，言語臨床へのコーチングの適用を研究。市民講座などでコミュニケーションに関する啓発活動を行う。著書『失語症─そして笑顔の明日へ』（熊本日日新聞社），『介護予防のための認知と嚥下の練習帳』（三輪書店），他。

井原くみ子（いはら・くみこ）
国際コーチ連盟（ICF）認定プロフェッショナルコーチ・生涯学習開発財団認定マスターコーチ・エンジェルアイ勉強会主宰

1957年三重県生まれ。日本福祉大学社会福祉学部社会福祉学科卒業。重度身体障害者療護施設に介護士として勤務，実践を通して人間理解と心のケアを学ぶ。2001年より，人が自らの強みを活かし，幸せな人生の軌道に乗ることをサポートするコーチング活動を開始。同時に日本におけるコーチ育成のパイオニアとして，現在までに延べ2万人を指導。コーチング，コミュニケーション全般をテーマに企業から個人までを対象に，研修，ワークショップ，講演を全国で開催中。熊本保健科学大学非常勤講師。公式サイト http://www.kimochi-kumiko.com/

櫻田　毅（さくらだ・たけし）
アークス＆コーチング代表・人材活性ビジネスコーチ

1957年佐賀県生まれ。九州大学大学院工学研究科修了・工学修士。日系の証券会社を経て米国系資産運用会社のコンサルティング部門長。自律的な行動とチームワークを重視した組織開発の手腕を買われて，執行役COOとして経営に携わる。現在，「自律型人材による成果を出すチームづくり」をコンセプトに，講演・コーチング・執筆活動を通じて活力ある人材の育成を行う。著書『外資系エグゼクティブの逆転思考マネジメント』（ぱる出版）。大正大学講師。公式サイト http://arcscoach.com/

**人間関係が楽になる
医療・福祉現場のコミュニケーション**
コーチング思考で"人"を理解するための 25 の事例

発　行	2015 年 12 月 10 日　第 1 版第 1 刷Ⓒ
著　者	小薗真知子，井原くみ子，櫻田　毅
発行者	青山　智
発行所	株式会社 三輪書店
	〒 113-0033 東京都文京区本郷 6-17-9 本郷綱ビル
	TEL 03-3816-7796　FAX 03-3816-7756
	http://www.miwapubl.com
装幀・本文デザイン	GRiD（石川幸彦）
イラスト	新井　舞
印刷所	シナノ印刷 株式会社

本書の無断複写・複製・転載は，著作権・出版権の侵害となることがありますのでご注意ください

ISBN 978-4-89590-535-0　C3047

JCOPY ＜(社)出版者著作権管理機構　委託出版物＞

本書の無断複製は著作権法上での例外を除き禁じられています．複製される場合は，そのつど事前に，(社)出版者著作権管理機構（電話 03-3513-6969，FAX 03-3513-6979，e-mail: info@jcopy.or.jp）の許諾を得てください．